초보 심마니를 위한
신비한 산삼 이야기

초보 심마니를 위한
신비한 산삼이야기

이명식 지음 · 김형국 감수

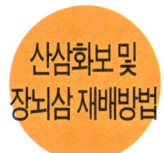
산삼화보 및
장뇌삼 재배방법

Korea Panax
Ginseng
Story

백양출판사

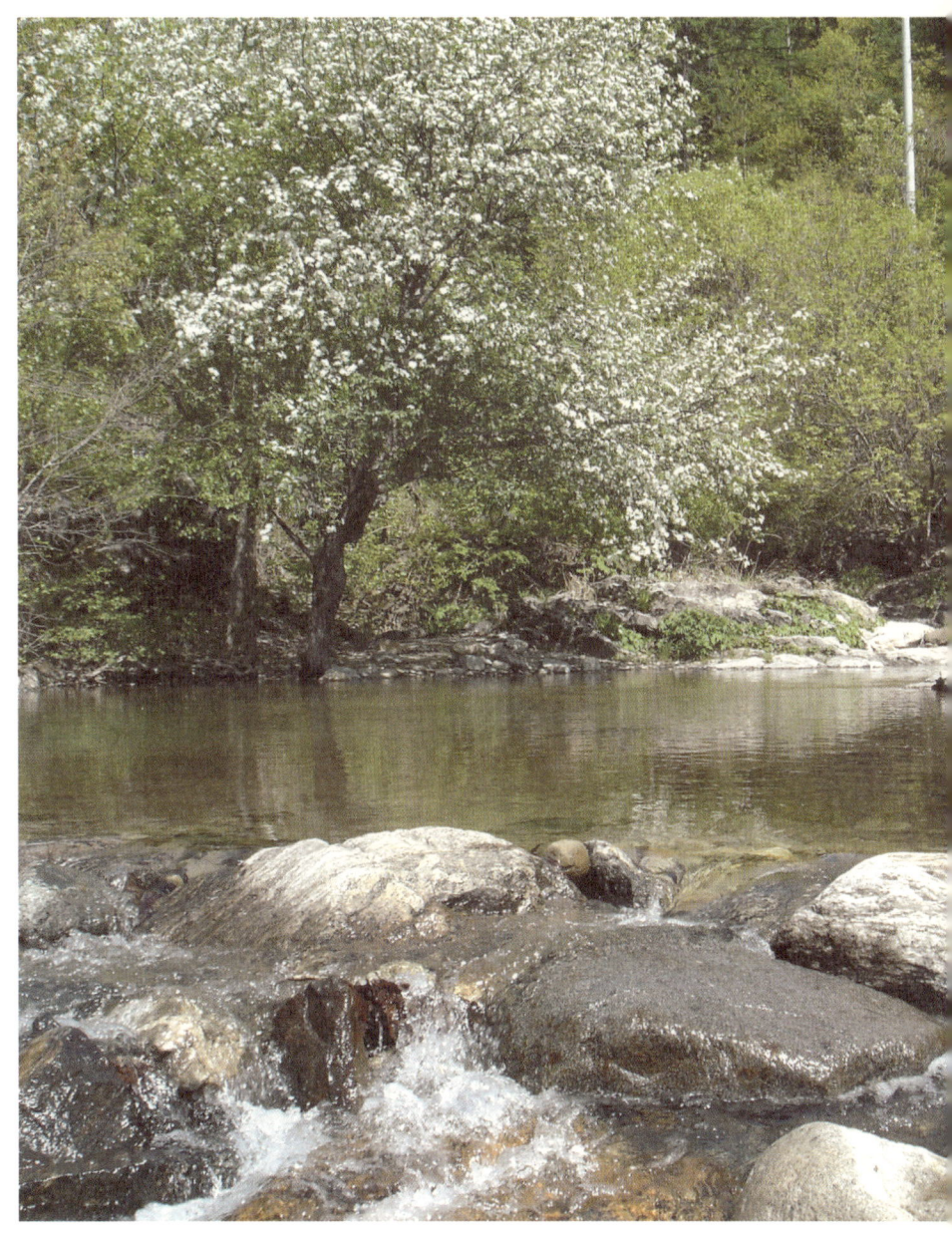

• 산삼이 싹트는 모습.

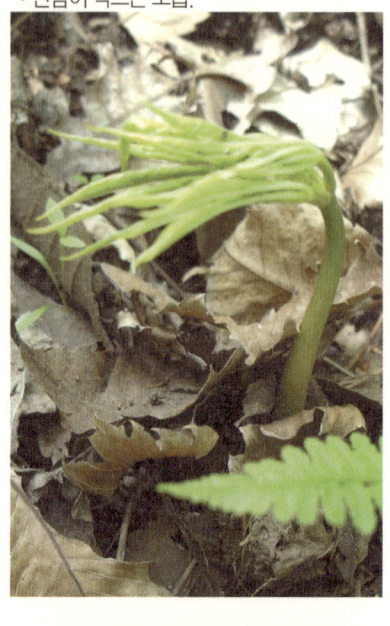
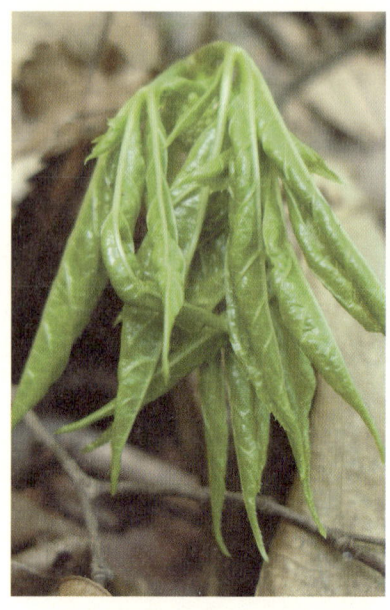
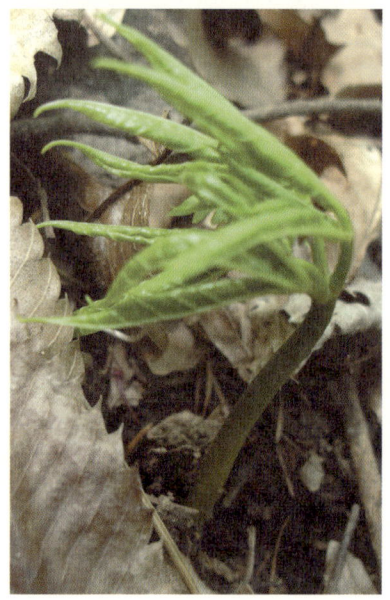
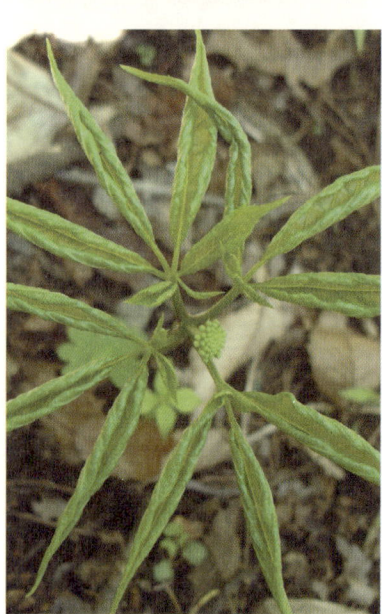

• 4구 산삼.

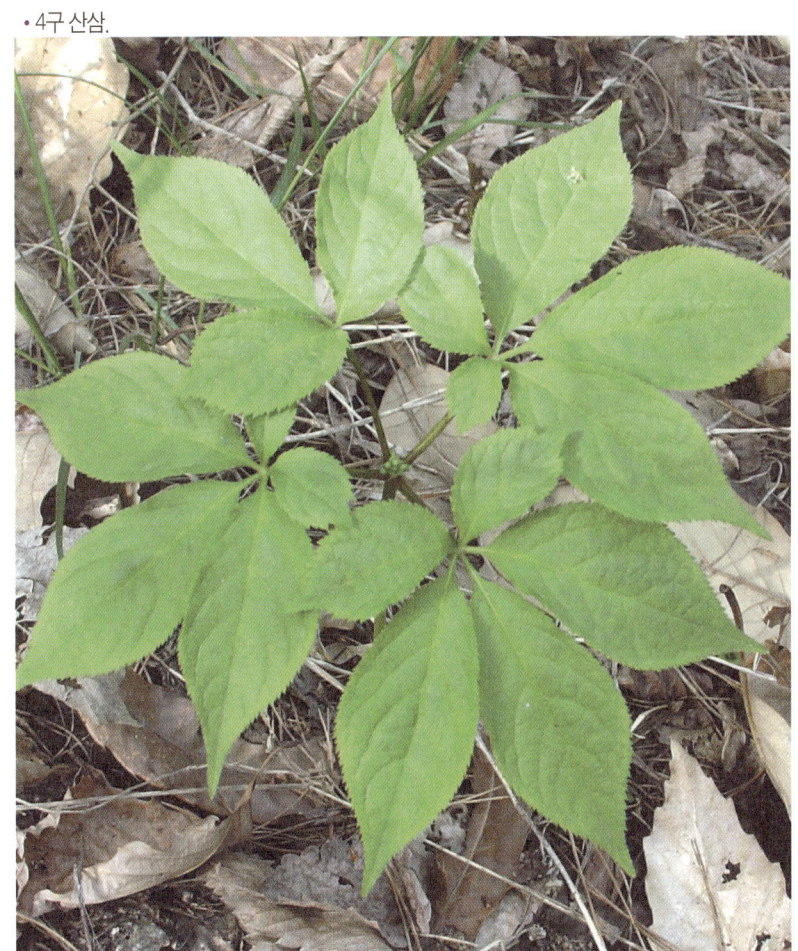

• 5구 산삼.

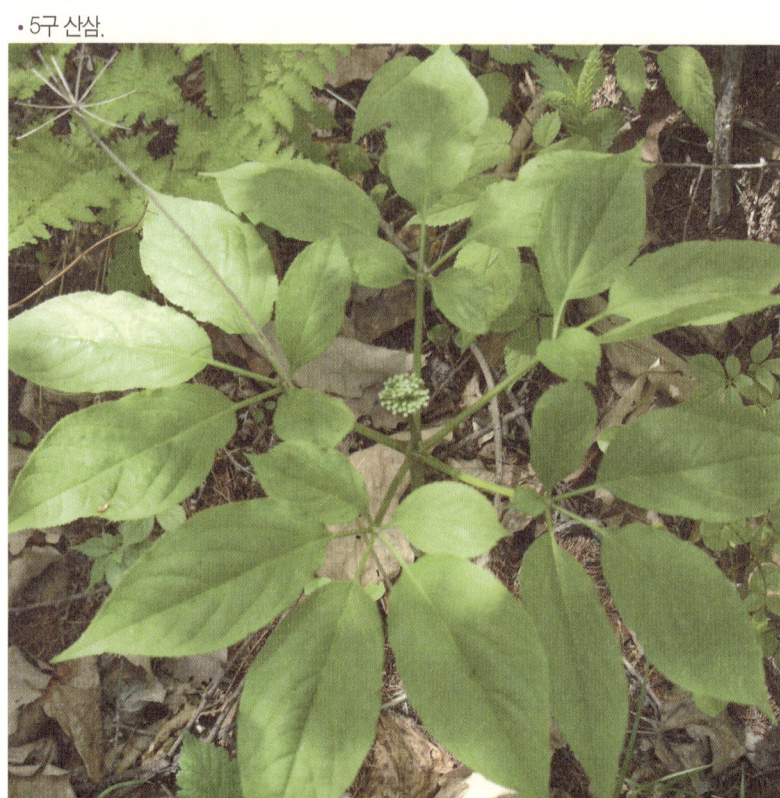

• 열매(딸).

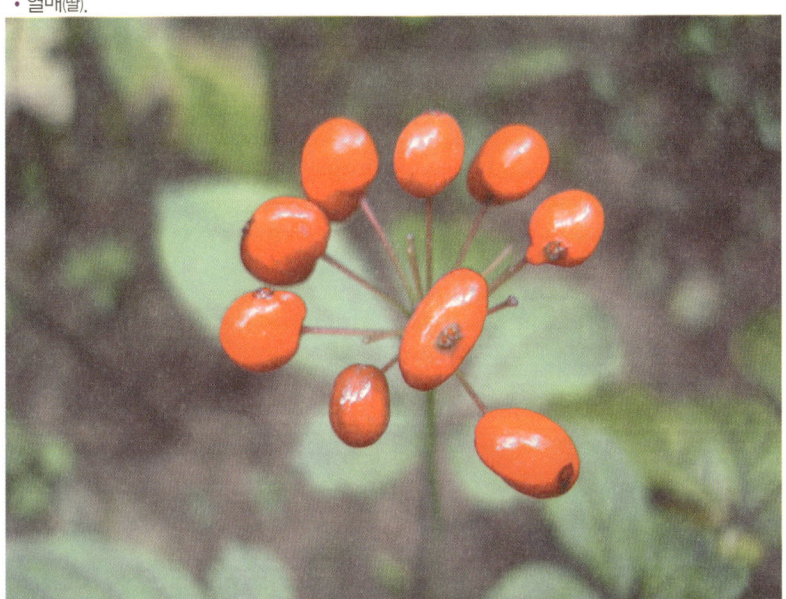

• 5구 산삼.

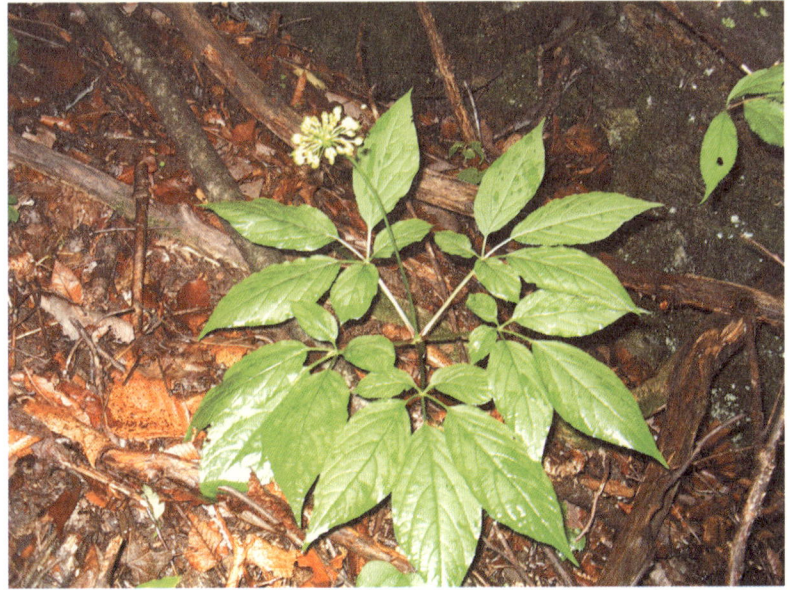

• 산삼이 자라는 모습.

• 3구 산삼.

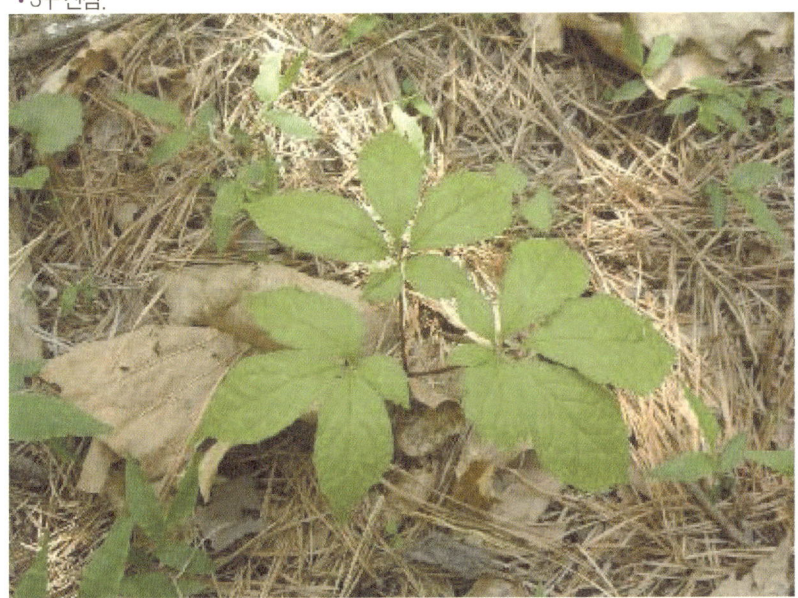

• 5구 산삼.

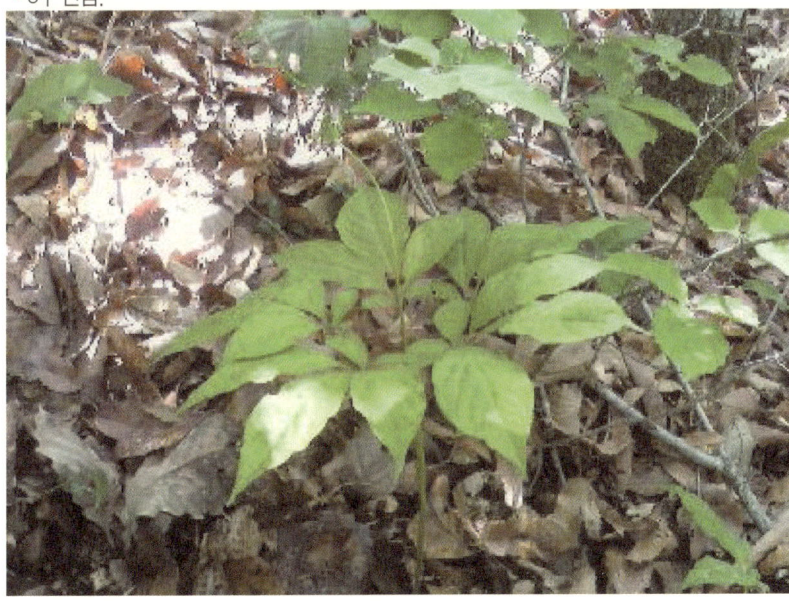

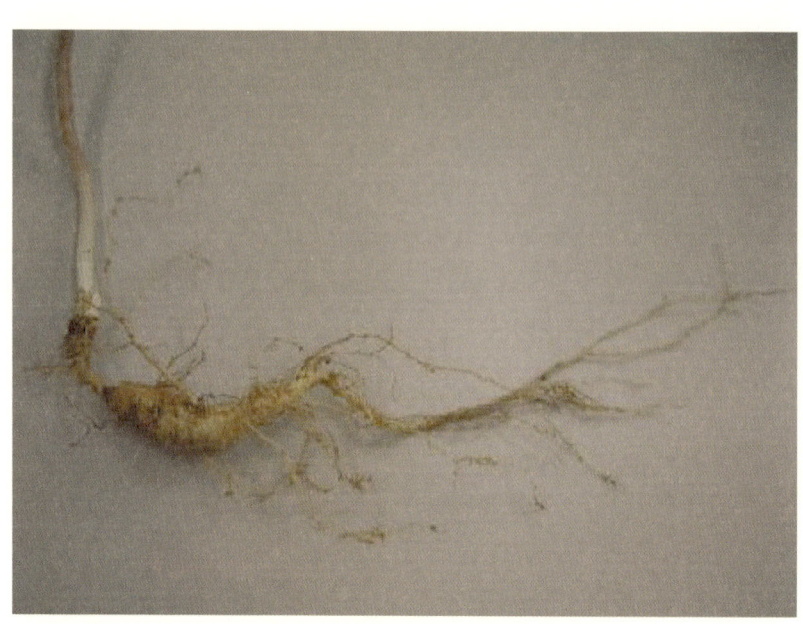

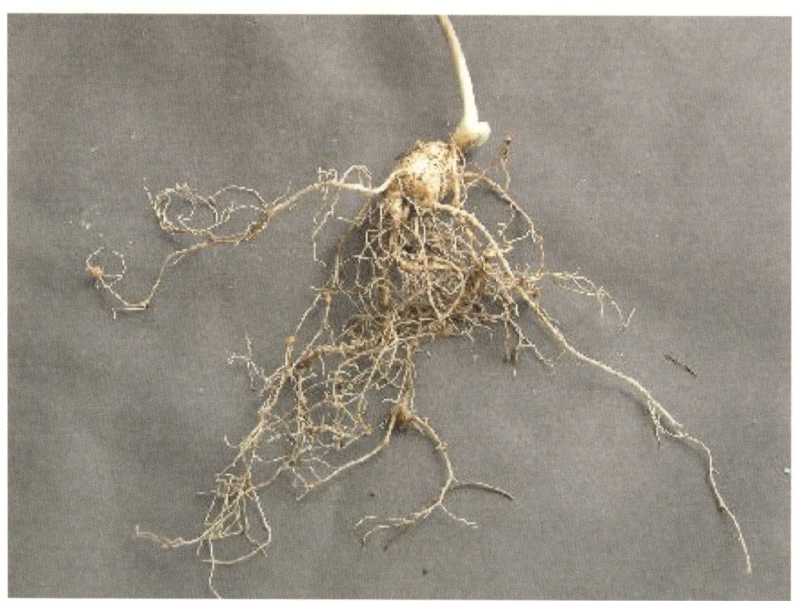

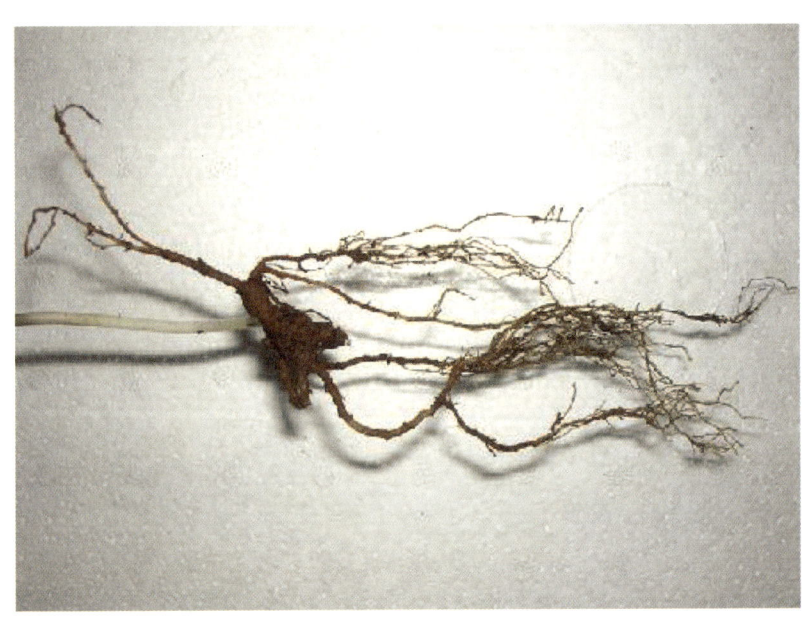
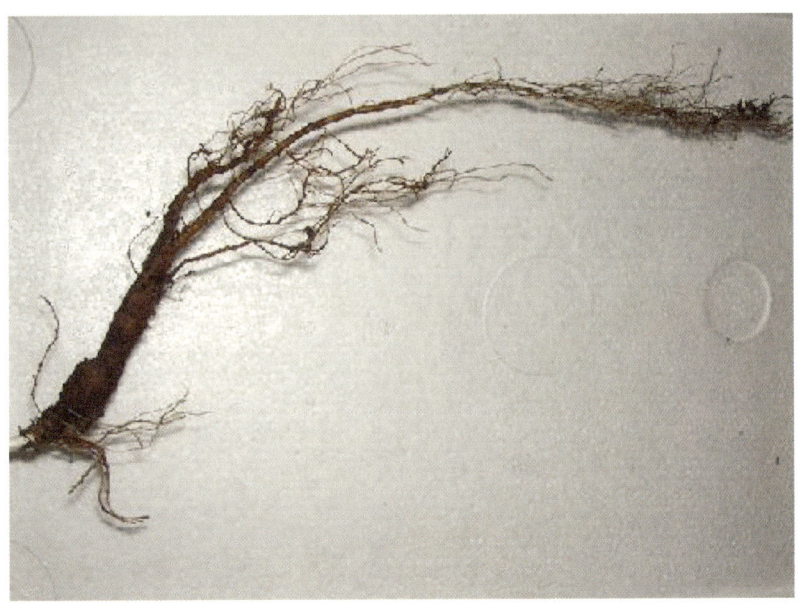

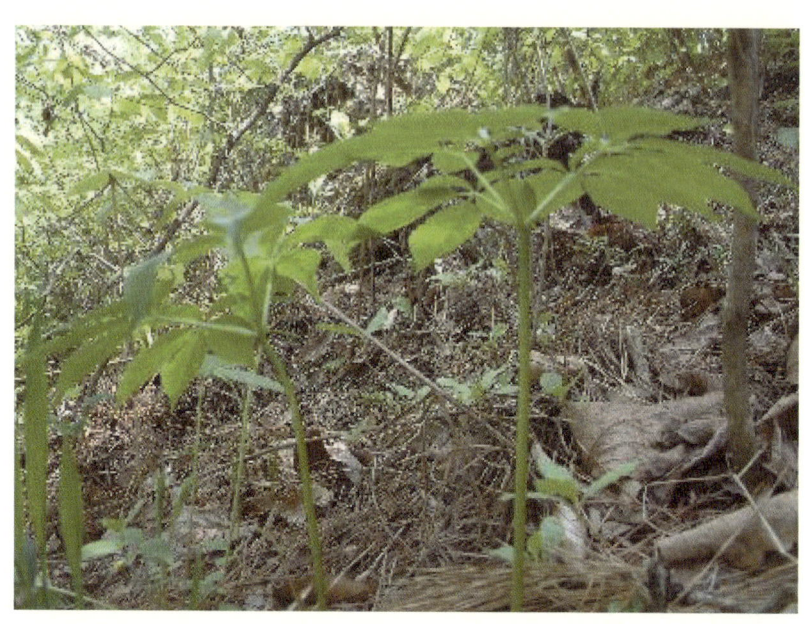

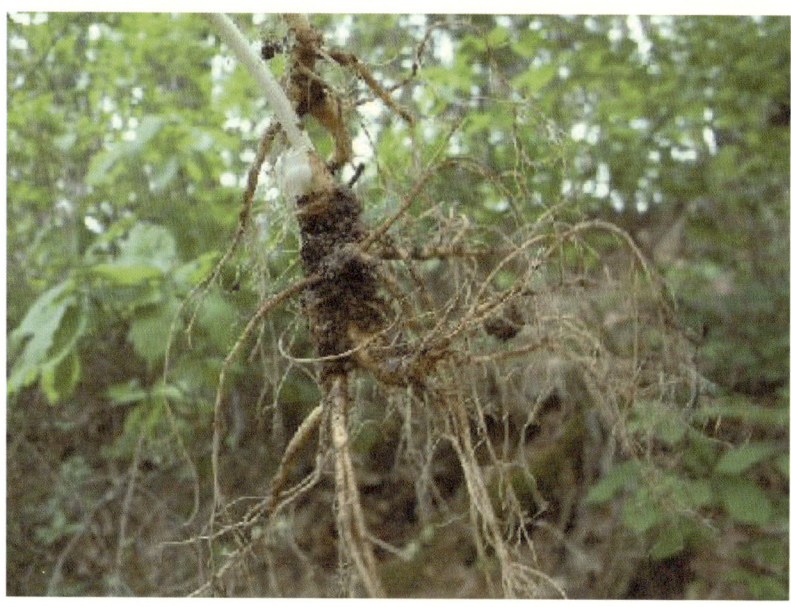

머리말

사람들은 특별한 운동이나 취미생활 외에 등산을 많이 합니다. 등산을 하면 산의 정기와 맑은 공기를 마실 수 있고, 자연과 동화되어 바쁜 우리 생활의 활력소가 됩니다. 또 산에 오르면 겸손도 배우며, 우리에게 인내력과 지구력을 기르게 하고, 몸도 건강하게 만듭니다.

저는 오늘도 새벽부터 첩첩 산골 유명 산에 신비한 약초를 찾으러 산에 오릅니다.

산삼山蔘은 산의 동북간 방향으로, 계곡에 항상 물이 흐르면 공중습도를 일정하게 유지시켜줌으로써 수분 증발에 따르는 현상을 막아주고, 산의 후면에 큰 산이 받쳐주는 경우에는 가물 때 산림이 건조하지 않아 좋은 생육조건이 됩니다.

산삼은 산의 정기를 받아 신비스런 약효를 간직하고 있어 천하 명약으로 모두들 알고 있고, 산삼은 오랜 경험으로 보아 심산유곡에 있으며, 천하 명산 명당자리에서 산신령의 계시가 있어야 한두 번 만날 수 있습니다. 하지만 요즈음 실제는 그 동안 오랫동안 여러 많은 지역에서 인삼 재배를 하다보니 인삼 재배를 했던 지역이면 전국 각지에 높은 산이 되었던 낮은 산이 되었던 어디에서도 산삼을 발견할 수 있어 그리 귀하지 않은 약초가 되어 버렸습니다.

산삼은 산삼의 열매가 되었든 인삼의 열매가 되었든 삼씨가 떨어지는 곳에 자생하기 때문입니다.

그리고 산행을 하다 보면 여러 사람들이 온 산을 휘집이고 다녀, 우리 산하는 깊게 멍이 들었습니다. 아무나 산삼과 약초를 마구잡이식으로 캐 가는데, 어린삼은 그냥 더 자랄 때까지 나두었다가 크게 되면 캐갈 수 있는 자세가 필요하고, 약초는 쓰지 않거나 모르는 것은 캐지 말고 꼭 필요한 약초만 조금씩 캤으면 하는 바람입니다.

우리는 자연에서 얻는 만큼 자연으로 돌려드려야 합니다. 각종 희귀 산야초와 약목들이 더불어 마구잡이로 수난을 당해서 안 됩니다. 앞으로 관계당국에서도 이 상황을 아주 심각하게 받아 들여 대책을 강구중입니다.

후손들에게 물려줄 아름다운 우리 강산! 우리 모두 아끼고 풀 한 포기라도 사랑스럽게 잘 가꾸도록 서로 노력합시다.

누구나 '나도 산삼을 캤다!' 라고 자랑할 수 있으며, 산삼을 발견하는 그 순간의 최고 기분을 맛보시기 바랍니다.

이명식

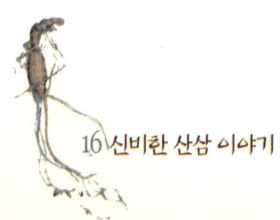

감수자의 말

　심마니는 산삼山蔘을 전문적으로 채집하는 사람을 보통 일컫는 말인데, 심메마니라고도 합니다. 심메마니란 '심'은 삼, '메'는 산, '마니'는 사람을 뜻하는데 산삼을 캐는 심마니들의 은어입니다.

　옛날에는 채삼을 생계수단으로 삼고, 연중 산중에서 생활하면서 업으로 하는 사람을 심마니라 했습니다. 심마니들이 산삼을 캐는 기간은 4월 중순경부터 11월 초순경까지 약 7개월간입니다.

　심메의 서막은 날을 받는다고 하여 자신이 입산 할 날짜를 미리 정하고자 길일을 택하는 일로부터 시작됩니다. 그 날짜는 액이 없고 길한 양수의 날인 1·3·5·7·9 홀수일로 택일하고 호랑이날이면 극구 피하여 택일하는 것이 전통적인 관례였습니다.

　입산날이 정해지면 부정하다고 여겨지는 행위 즉 부부간의 잠자리, 잔치집이나 초상집 문상, 살생 등을 삼가고 기름지고 누린 음식을 금하며 모든 언행까지 조심하고 몸과 마음을 정갈히 하여 입산을 합니다. 입산하여 산신령께 가지고 간 음식으로 정성과 예를 다하고, 수일간 거처할 움막을 짓고, 산 생활을 시작합니다.

　심마니들은 며칠간을 온 산을 재나가며 심을 찾는데, 수일간 오직 산삼을 찾기 위해 산행을 해도 심을 보기란 쉽지 않습니다. 그래도 시선을 집중하여 산삼의 딸을 보는 순간, 온 산이 빨갛게 물든 모습과 우아하게 서있는 자태는 수 없는 노력의 결과로 온몸이 후끈한 열기와 기쁨을 잊을 수가 없습니다. 그만큼 산삼은 귀하고 값도 비싸기에 돈 있는 이들만이 구해서 먹을 수 있었습니다.

그런데 근래에는 누구나 산삼을 캘 수도 있고, 어렵지 않게 산삼을 구할 수 있습니다. 이는 옛날 심마니들이 산삼의 씨앗을 이산저산에 심어 놓았기 때문이고, 또 그 동안 여러 많은 지역에서 오랫동안 인삼 재배를 하다보니 인삼 재배를 했던 지역이면 전국 각지에 어디든 산삼이 발견 됩니다.

산삼에 관련된 책은 현재 너무 복잡해서 초보 심마니가 공부하기에 어렵게 되어 있습니다. 하지만 '초보 심마니를 위한『신비한 산삼山蔘 이야기』' 책은 누구나 쉽게 배울 수 있도록 심마니의 경험을 바탕으로 핵심적인 것만 엮었습니다. 독자 여러분들이 잘 공부하여 한 번 이상씩 산삼을 캘 수 있도록 하시고, 또 많이 캐서 가족과 주위의 아프고 필요한 사람들과 함께 나눌 수 있는 기회가 됐으면 하는 바람입니다.

그리고 누구든지 산에 가면 산삼을 캘 수가 있지만, 산삼을 보존하고 심어야 될 것입니다. 오늘도 저는 심산에 산삼의 씨앗을 뿌리고 다닙니다. 훗날 필요한 사람들에게 영약이 될 것이라 믿기에…….

독자 여러분 건강하십시오.

강원도 화천 만산동 계곡에서
김형국

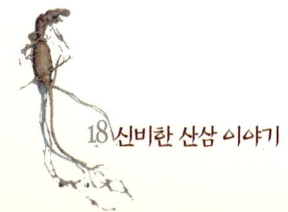

차 례

❧ 머리말

❧ 감수자의 말

❧ 차례

제1장 산삼의 유래와 기록
    1. 개설 • 25
    2. 산삼山蔘이란 • 28

제2장 산삼과 인삼
    1. 산삼山蔘 • 33
        (1) 산삼의 형태상 특성 / (2) 산삼의 생육상 특성
    2. 인삼人蔘 • 40
        (1) 고려인삼 / (2) 인삼 개갑 / (3) 인삼 재배
    3. 오삼五蔘 • 45
        (1) 고삼苦蔘 / (2) 단삼丹蔘 / (3) 사삼沙蔘 / (4) 자삼紫蔘 /
        (5) 현삼玄蔘

제3장 산삼의 종류

1. 천종天種 • 53
2. 지종地種 • 55
   (1) 조복산삼 / (2) 야생산삼
3. 인종人種 • 58
4. 기타 외국삼 • 59

제4장 산삼의 감정

1. 삼대 • 63
   (1) 자연산삼의 연령 / (2) 천종산삼의 연령
2. 뇌두 • 68
3. 몸통 • 70
4. 뿌리 • 71
5. 가락지 • 72
6. 좋은 산삼 고르기 • 73
   (1) 좋은 산삼 고르기 / (2) 국내삼과 외국삼의 특징

제5장 산삼의 효능과 복용방법

1. 산삼의 칠효설 • 79
2. 효능 • 80
   (1) 노화방지 / (2) 강장 · 강정 / (3) 항암작용 / (4) 당뇨병 치료 / (5) 혈압 조정 / (6) 부인병 / (7) 그 외 효능
3. 복용지침 • 84
   (1) 복용 전 지침 / (2) 복용 시 지침 / (3) 복용 후 지침

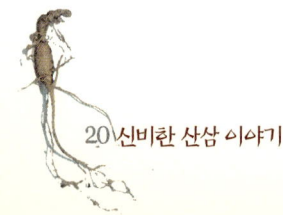

    4. 복용방법 • 86

        (1) 뿌리째 먹기 / (2) 달여 먹기 / (3) 술 담아 먹기

    5. 산삼 복용 후 나타나는 증상(명현현상) • 89

제6장 산삼 자생지의 특성

    1. 산의 방향 • 93

    2. 수목의 배열 • 95

    3. 물과 바람 • 97

        (1) 물 / (2) 바람

    4. 햇빛과 온도 • 99

        (1) 햇빛 / (2) 온도

    5. 토질과 배수 • 101

    6. 산삼의 자생지 찾기 • 102

제7장 산삼 발견과 캐기

    1. 심마니 • 115

    2. 산행 준비 • 116

        (1) 산행 기초 지식 / (2) 옷차림 / (3) 준비물 / (4) 기타 준비물

    3. 입산 절차 • 121

    4. 산삼 발견 • 122

    5. 산삼 캐기 • 126

    6. 산삼의 분배 방법 • 127

        (1) 원앙메 / (2) 독메

    7. 산삼 체험 산행기 • 129

제8장 산삼 관련 용어와 은어

1. 산삼山蔘 관련 용어 • 151
2. 산삼山蔘 관련 은어 • 166
   (1) 인간에 관련된 은어 / (2) 도구 및 음식물에 관련된 은어 / (3) 산삼에 관련된 은어 / (4) 자연 및 동물에 관련된 은어

특별 부록 장뇌삼의 재배방법

1. 장뇌삼의 재배 환경 • 173
   (1) 재배환경 역사적 고찰 / (2) 장뇌삼(산양삼) 재배에 필요한 환경 조건
2. 장뇌삼의 재배법 • 176
   (1) 종자와 묘근 확보 / (2) 산지 정리 작업 / (3) 채종포 만들기 / (4) 싹 틔우기 / (5) 파종 이식 / (6) 산지 재배관리 / (7) 쥐 피해 방지 / (8) 수확
3. 결론 • 187

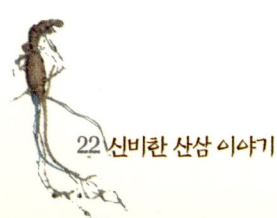

제1장 산삼의 유래와 기록

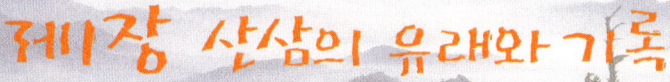

산삼山蔘은 산의 정기를 받아 신비스런 약효를 간직하고 있어 모두들 천하 명약으로 알고 있다.

전설에 의하면 산삼은 심산유곡에 있으며, 천하 명산 명당 자리에서 산신령의 계시가 있어야 평생 한두 번 만날 수 있어, 심마니들은 산에 오르기 오래전부터 몸을 깨끗이 하고, 부부관계도 피하며, 온갖 정성을 다해 기도를 한다. 그러고 나서 비로소 심몽을 꾸어 꿈속에 산신령의 계시를 받고서야 산에 오르며, 어느 어인마니(심마니들의 우두머리)는 많은 제자를 거느리며 지금도 산에 오르기 전, 산 아래에서 제를 올린 다음에야 비로소 산에 오른다고 한다.

그러나 실제는 그 동안 오랫동안 여러 많은 지역에서 인삼 재배를 하다보니 인삼 재배를 했던 지역이면 전국 각지에 높은 산이나 낮은 산, 동북간 방향에 습기가 보존이 되는 곳이면 어디든 산삼을 발견할 수 있어 그리 귀하지 않은 약초가 되었다.

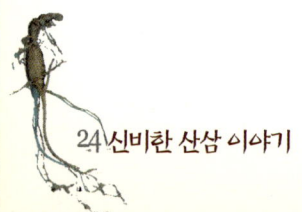
24 신비한 산삼 이야기

1. 개설

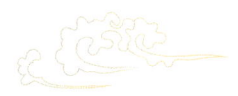

식물 분포학 상으로 고려인삼高麗人蔘(Panax Ginseng)은 북위 30~48°이르는 극동지방에서만 자생하며 우리나라(한반도), 중국의 만주, 러시아의 연해주 지역 등에서 자생하는 식물이다. 이외 일본이나 네팔, 미국, 캐나다 등에서도 삼蔘이 산출된다.

우리나라의 산삼山蔘 자생지역을 살펴보면 제주도, 경상남도, 전라남도, 전라북도 일부, 충청남도 서북부지역, 경기도 일부, 평안남북도 서부지역, 황해도 서부지역을 제외한 전 지역에서 자생하고 있다.

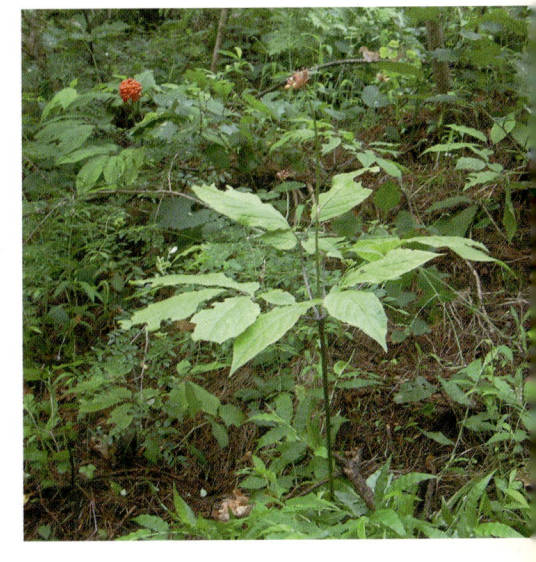

조선시대 단종 때 『세종실록지리지世宗實錄地理志(1425년에 발간한

「경상도지리지」를 비롯한 8도지리지를 모아 편찬한 「신찬팔도지리지」를 수정하고 정리하여 1454년에 만들어 졌다. 「세종장헌대왕실록」의 제148권에서 제155권까지 8도에 관한 내용이 8권으로 실려 있는데, 당시의 경제·사회·군사·산업·지방제도 등이 자세히 기록)』와 순조 때 실학자 풍석楓石 서유구徐有榘가 만년에 쓴 『임원경제십육지林園經濟十六志(또는 임원십육지林園十六志. 농업정책과 자급자족의 경제론을 편 실학적 농촌경제 정책서로 일상생활에서 긴요한 일을 살펴보고 이를 알리고자하여 「산림경제山林經濟」를 토대로 한국과 중국의 저서 900여 종을 참고

강원도	강릉·삼척·양양·평해·간성·고성·통천·원주 영월·정선·평창·인제·횡성·홍천·철원·춘천 양구·금성·금화·화천·안협·평강
경기도	양평
경상도	영천·안동·영해·청송·예천·풍기·의성·영덕 봉화·진보·비안·예안·신령·의흥·협천·칠원 울진
전라도	무주·운봉·장수·진산·강진
충청도	청풍·단양·괴산·청주·옥천·진천·영동·황간 청산
평안도	창성·성천·순천·개천·덕천·은산·영변·맹산 희천·설산·태천·영원·벽동·초산·위안·강계 삭주
함경도	영흥·함흥·정평·고원·안변·덕원·문천·북청 이원·홍원·갑산·삼수·서천·경성·명천·길주 부령·회령·종성·은성·경원·경흥
황해도	서흥·안악·대안·곡산·둔산·신계

인용하여 엮어낸 농업 위주의 백과전서)』를 중심으로 그 인삼人蔘 생산지를 살펴보면 도표와 같다.

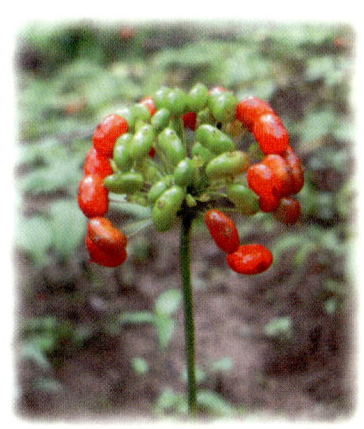

2. 산삼山蔘이란

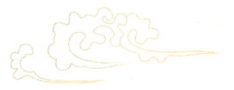

산삼山蔘은 계절, 산지, 용도, 형체, 진위 여부 등에 따라 여러 가지의 화려한 이름을 가지고 있다.

산삼을 크게 분류해서 천종天種 · 지종地種 · 인종人種으로 구분한다.

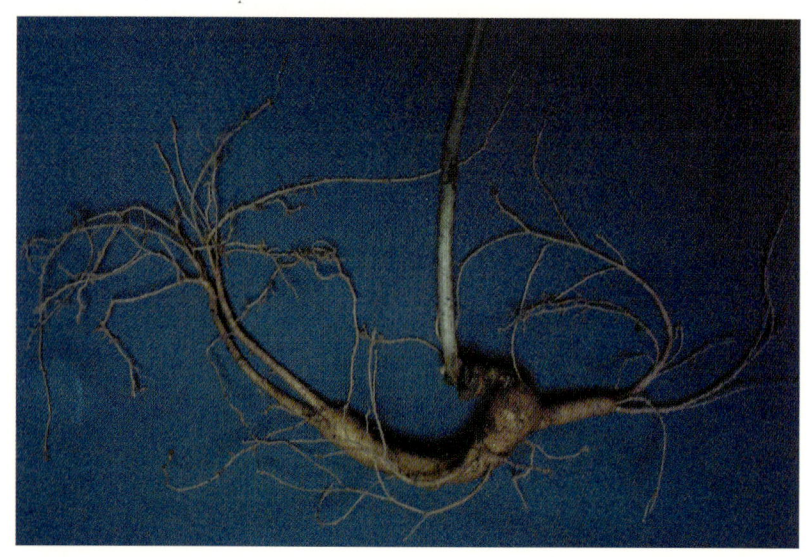

그리고 사람의 모습을 닮았다고 하여 동자삼童子蔘·유체삼有體蔘·체삼體蔘·해아삼孩兒蔘이라는 별칭이 있다.

또 자생지나 재배 여부에 따라 산삼山蔘·야생삼野生蔘(인삼의 씨를 산새나 짐승이 먹고 전파한 삼)·산양삼山養蔘(산삼의 종자나 묘근을 산림 속에 자연 방임하여 키운 삼)·양삼養蔘·밭장뇌·산장뇌·씨장뇌·장뇌삼長腦蔘·가삼家蔘 등으로 불린다.

산삼의 잎은 타원형으로 잎새의 끝 부분이 뾰족하고 잎 주위는 톱니가 있으며, 표면에는 잔털이 나 있다. 산삼은 4월 중순부터 싹트기 시작하여 10월 말쯤 낙엽이 진다(이때가 우리가 산삼을 발견하여 캘 수 있다). 산삼은 지상부와 뇌두, 그리고 지하부 몸체로 되어 있다.

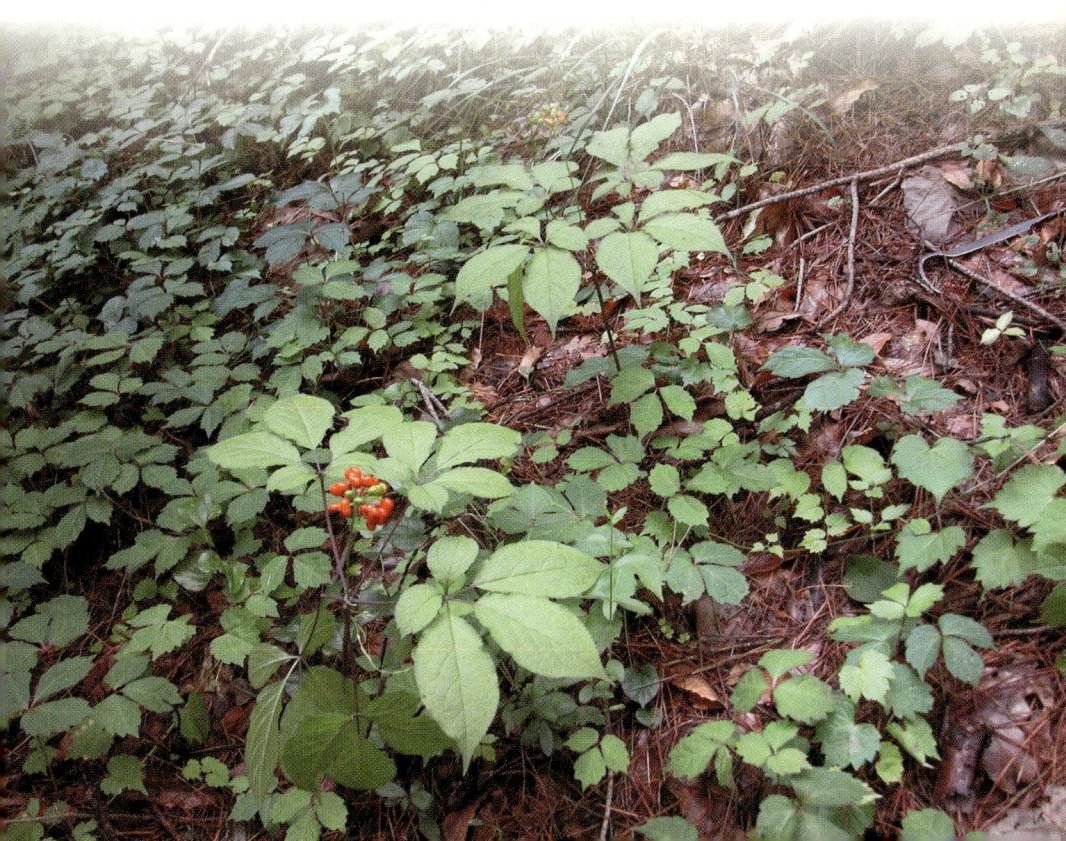

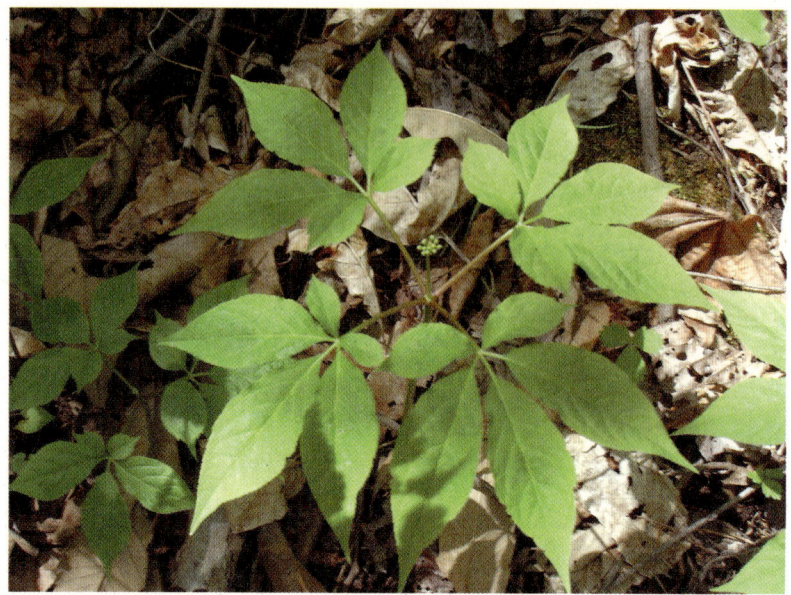
*4구 산삼과 주위의 어린삼.

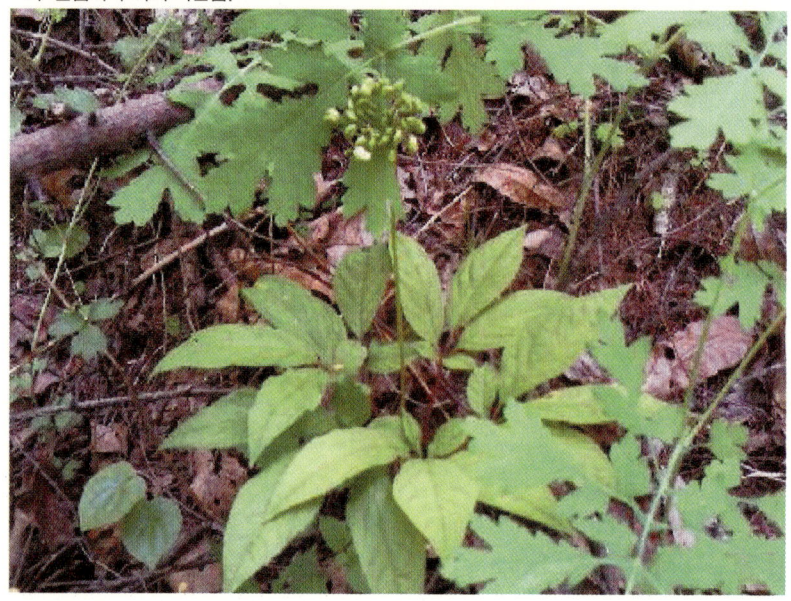

제2장 산삼과 인삼

인삼人蔘과 산삼山蔘은 염색체 수가 같아 인삼이 오랜 자연 순화 과정을 거치면 산삼의 줄기, 가지, 잎, 꽃 등의 외형적 특성과 영양 성장이나 생식 성장 등 인삼의 습성도 산삼의 특성을 지니기 시작 한다.

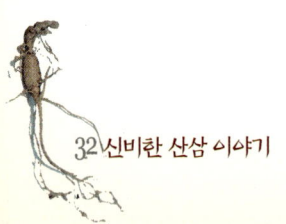

1. 산삼山蔘

산삼山蔘은 간벌을 했거나 산불이 났던 산, 물이 늘 고여 있는 땅이나 서쪽과 북쪽사이(서북간)의 방향을 싫어한다. 또 주위에 낙엽송, 소나무, 잣나무와 같은 침엽수림 속에서나 떡갈나무, 오동나무, 참나무와 같은 활엽수림만 있는 곳에서도 살 수가 없다.

*전북 진안 마이산.

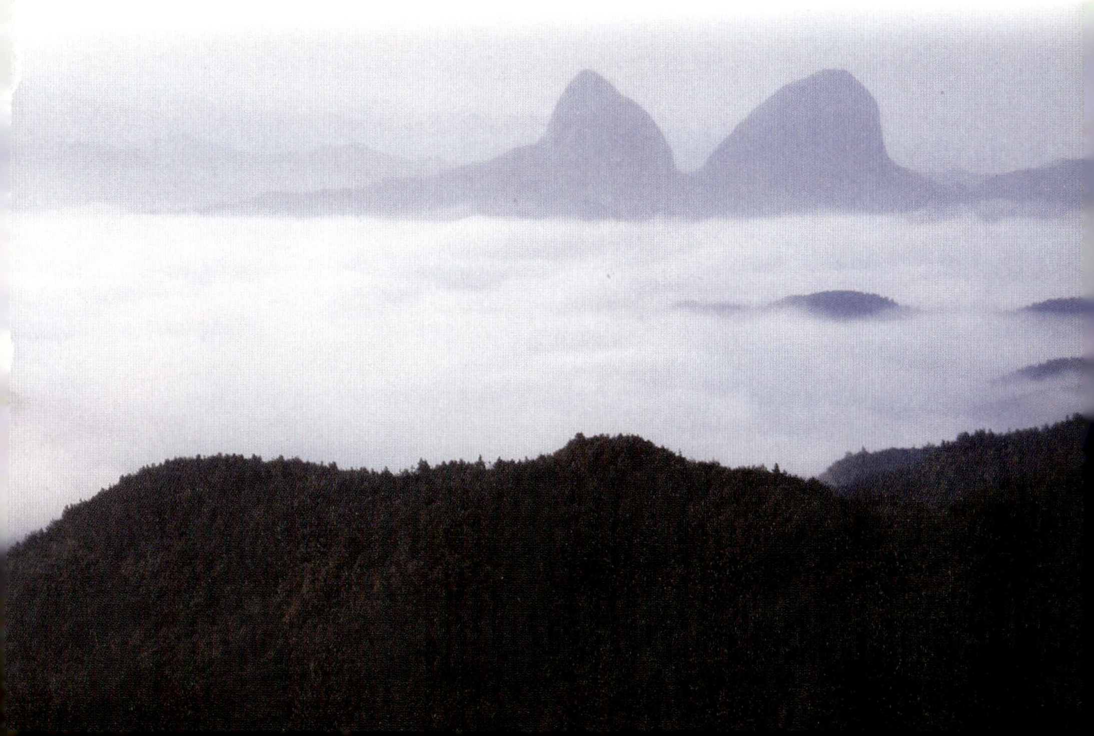

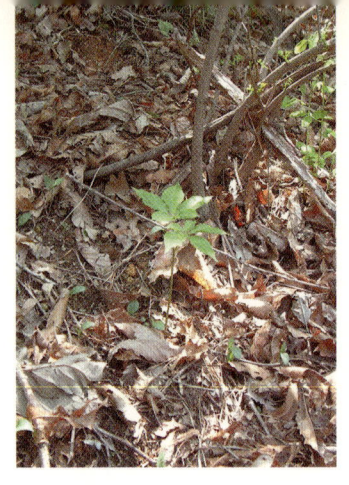

　산삼이 생존하기 위해서는 적당한 일조량과 알맞은 기온과 기후가 있어야 하고, 동쪽과 북쪽사이(동북간)의 방향으로 된 산에서 침엽수와 활엽수가 2 : 3 의 비율로 배열된 곳에서 잘 자란다.
　또 계곡에 물이 흐르거나 멀리 시냇물이 있고, 시냇물을 스쳐서 산으로 불어오는 물바람이 있으면 산삼이 자생하기에 더 없이 좋은 곳이다. 산삼은 생육에 조건이 맞지 않으면 땅 속에서 30~40년간 잠을 잘 수가 있다.
　산삼의 자생지, 즉 채삼 터가 개발되면 대체로 1~10년간 산삼을 캘 수 있기 때문에 채삼꾼들은 자기 농장으로 여기며 다른 심마니들에게는 절대로 가르쳐 주지 않는다.
　이는 산삼이 기후나 어떤 상황에 의해 조건이 맞지 않으면 싹을 틔우지 않아 조건이 맞았을 때 다시 싹을 틔우기에 구광터는 심마니들 사이에선 아주 중요한 본인만 아는 산삼의 농장이기 때문이다.

(17) 산삼의 형태상 특성

① 몸체가 작은 식물
　산삼은 다른 어느 식물보다 몸체가 작다.
　산삼의 지상부는 삼대(원줄기)에 1~7가지(구·지枝)의 잎가지를 형성하고 각각 5엽葉의 잎을 달고 있으며, 각 가지의 중심에서 꽃대를 올려

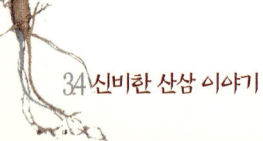

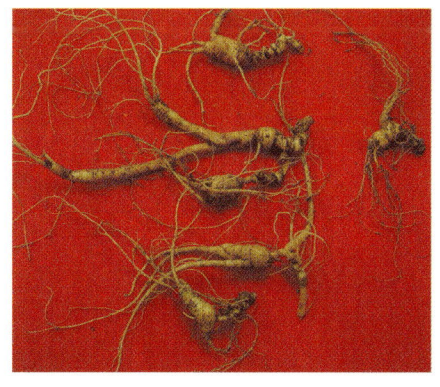

6월에 작은 벌꿀 모양의 연두색 꽃을 피우고, 자가 수정하여 7~8월경에 5~30개 전후의 빨간 열매(딸)를 맺는다. 또 가늘고 긴 뇌두腦頭(노두蘆頭)를 형성하면서, 이 뇌두가 지상부와 지하부를 연결하고 있다.

지하부(몸체)는 가락지(주름·횡취橫聚)가 많은 몸통(약통)과 잔뿌리가 있는데, 잔뿌리에는 가끔 방울(옥주玉珠)을 달고 있다.

② 가늘고 긴 뇌두腦頭를 달고 있는 식물

뇌두는 매년 산삼의 줄기를 뽑아 올린 흔적(경흔莖痕)이다. 연결 부위가 가늘고 뇌두의 흔적이 질서정연하게 직상방으로 올라간 것일수록 좋은 산삼이다.

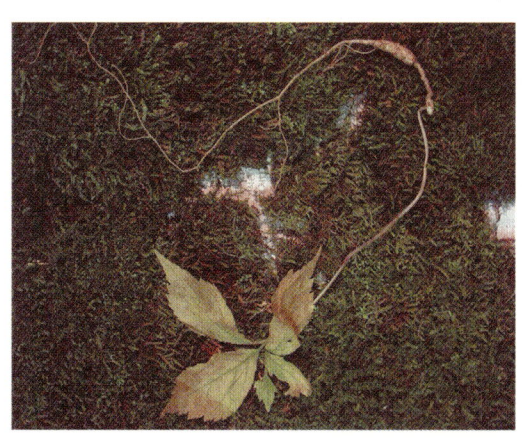

③ 몸통에 가락지가 있는 식물

산삼은 나이만큼 몸통에 가락지가 있다.

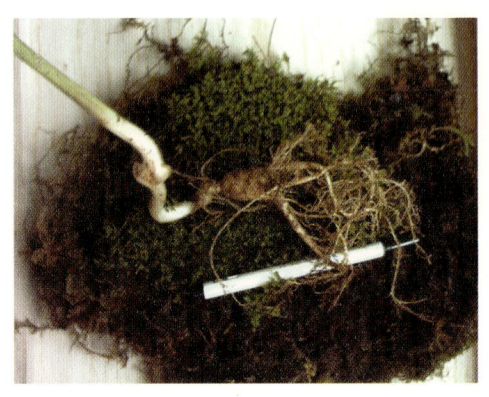

이는 왕성한 생장을 하면서 가을이 되면 겨울 준비를 하기 위해 몸체를 줄이는 과정에서 발생되지만, 재배인삼은 인위적으로 흙을 갈고 거름을 주기 때문에 잘 자라는데 장애가 없어서 가락지를 볼 수가 없다.

④ 잔뿌리가 잘 끊어지지 않는 식물

품질이 좋을수록 뿌리는 실처럼 질기고, 부드럽고 가늘며, 짙은 향기가 난다.

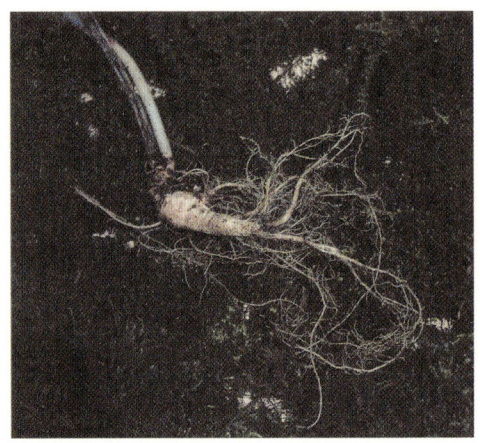

⑤ 뿌리에 방울을 달고 있는 식물

오래된 산삼 뿌리에 좁쌀보다 작은 방울이 있는데 이것을 옥주玉珠라고 하며, 간혹 녹두알 정도의 뿌리혹선충을 달고 있기도 한다.

옥주는 경사도가 가파르고 수분이 적은 곳에서 자란 산삼에 많이 달려있는데, 이것이 영양분의 중개소라고 생각하면 된다.

⑥ 맛과 향기가 강하고 오래가는 식물

산삼은 땅 속에서 나오는 순간부터 다른 어느 식물보다 강한 향기를 발산한다. 산삼을 씹으면 은은한 향기가 5~6시간 동안 입안에 가득 향기가 남아 있으며, 다른 어떤 향기들 보다 더 오래 간다.

(2) 산삼의 생육상 특성

① 생육조건이 매우 까다로운 식물

산삼은 추위에는 강하여 언 토양 속에서도 월동을 하고, 다음해 돋아날 싹이 영하 7, 8도에서도 동해凍害를 입지 않지만 고온에는 대단히 약한 특성이 있다.

산삼이 생육하기 위해서는 토양, 수분, 온도 등의 조건이 맞아야 한다. 온도는 모든 식물의 분포나 생육활동에 큰 영향을 미치며 기온·수온·지온 등과도 관련이 된다.

② 번식력이 약한 식물

산삼의 씨앗은 주로 조류(까치, 까마귀, 꿩, 산비둘기 등)에 의해 옮겨진다. 새들이 열매를 먹고 배설하기 때문에 생육조건이 나쁘면 싹이 트

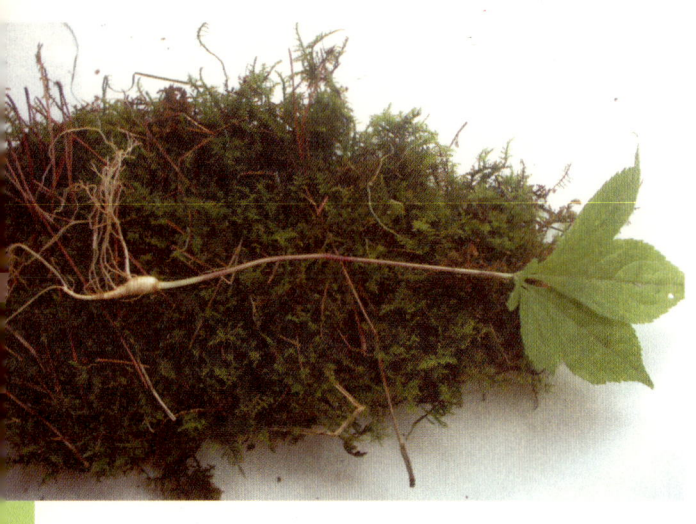

지 못하고, 싹이 나온다 해도 성장조건이 맞지 않으면 그대로 소멸 된다.

또 짐승(다람쥐, 들쥐, 산토끼, 산돼지 등)들이 새들 보다 먼저 열매를 따먹으면 이빨로 씹기 때문에 열매가 파괴 되어 생육을 못하게 된다.

③ **성장 속도가 느린 식물**

인삼은 5, 6년 재배하면 80g 정도 되지만, 산삼은 50년 동안 돼도 60g 정도 밖에 되지 않아 1년에 평균 1g 정도 밖에 성장을 안 한다.

산삼은 인위적인 재배가 아니고 자연 그대로에서 성장하기 때문에 보편적으로 아주 작다. 다만 비옥한 토양에서 자랄 경우 인삼만큼 덩치가 큰 산삼도 발견되나 특징으로 가락지는 발견되지 않는다.

산삼의 약성은 덩치와는 아무 관계 없이 나이가 얼마나 오래됐느냐에 따라 약효는 엄청난 차이가 있다.

④ **주위 환경조건이 나쁘면 잠자는 식물**

기후적 조건, 생물적 조건, 토양적 조건 등이 맞지 않으면 생육이 까다로운 산삼은 30~40년간 휴면休眠을 하게 된다.

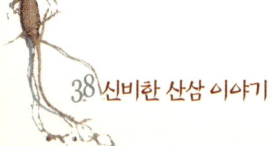

또 산불이 나서 수림이 파괴되거나 벌목으로 과다한 햇빛을 직접 받게 되면 2, 3년 동안 잔뿌리를 떨쳐버리고 휴면을 하며, 장마로 산사태가 나서 지형의 지표가 변하였거나, 동물들에 의해 짓밟히는 경우도 외부적 상처의 충격을 체내에서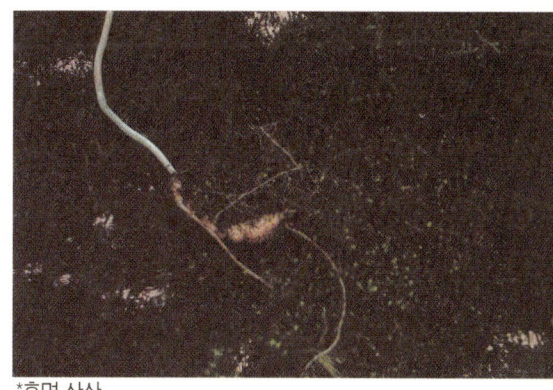

*휴면 산삼.

정상화시킬 때까지 몸체를 줄이면서 휴면을 하게 된다.

잠을 자주 잔 산삼은 몸통에 여러 개가 달린 산삼을 볼 수가 있다.

⑤ 다년생 장수 식물

인삼은 5년 이상이 되면 썩기 시작하고 6년을 넘기지 못하지만, 산삼은 100년 이상이나 장수할 수 있다.

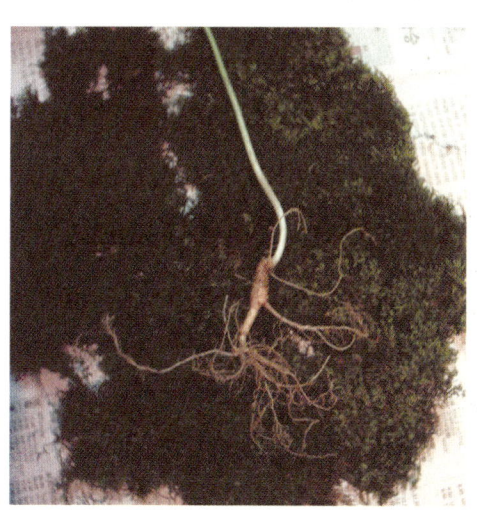

신라시대 소성왕 때는 9척(2.7m)이나 되는 오래된 산삼을 채취하여 당나라에 조공으로 바친 기록도 있다.

2. 인삼 人蔘

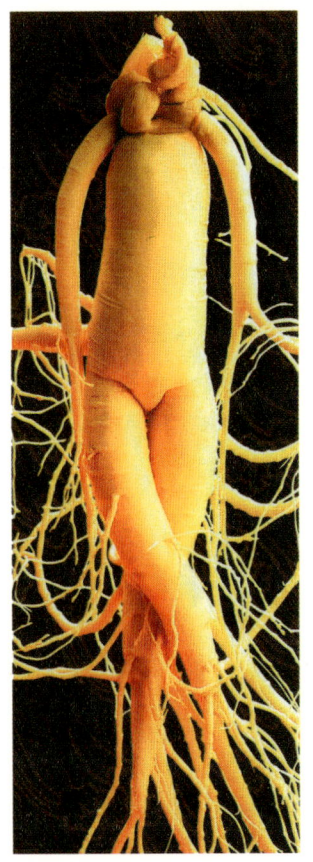

　인삼人蔘은 오가과 토당귀속의 단년생 초본으로서, 파종 3년 후에 처음 꽃이 피고 열매가 결실된다.
　삼蔘은 인삼의 본딧말이며 속어로 '심' 이라고도 한다.

　한의학서인『동의보감東醫寶鑑(조선시대인 1597년, 어의 허준이 선조宣祖의 명을 받아 중국과 우리나라의 의학서적을 하나로 모아 편집에 착수하여 1611년에 완성하고 1613년에 간행한 의학서적)』,『방약합편方藥合編(고려시대 고종 때 의원 황도연黃道淵이 자신의 저서「의방활투醫方活套」와「의종손익醫宗損益」을 합본, 새로운 체제로 엮은 것을 아들 필수泌秀가 증보하여 1884년에 편찬한 것)』, 『제중신편濟衆新編(조선시대 정조 때 의관醫官 강명길康命吉이 왕명을 받아 고금의 의서를 참고하여 만들었다. 편자의 발문跋文에 의하면, 주로 허준의 「동의보감」에 수정을 가한 것이라고 한다)』에서도 '삼'이라고 적고 있다.

　인삼이란 말은 뿌리 모양이 사람의 형상을 하고 있기 때문에 붙여진 이름으로 재배삼이 나오기 훨씬 전부터 사용되어 온 이름이다.

　인삼이라는 명칭이 기록에 최초로 나타난 한의서는 한漢나라 위서의 『춘추위운두추春秋緯運斗樞』와 『예위두위의禮緯斗威儀』에서 '인삼人參'이라는 자구를 사용하는 표현이 나온다.

　삼에 대한 명칭은 시대와 상황에 따라서 다양하게 변천되어, 삼이 생육된 장소에 따라서 이름을 달리 불리게 되었다.

　깊은 산 속에서 자생하며 성장한 삼을 산삼山蔘 · 야생산삼野生山蔘(야삼野蔘 · 야생삼野生蔘)이라 하고, 논이나 밭에다 삼포를 만들고 씨를 뿌려 자라게 하여 수확한 삼을 가삼家蔘 · 포삼圃蔘이라고 한다.

　밭에서 캐내어 그대로 말리지 아니한 것을 수삼水蔘, 잔뿌리를 떼고 다듬어서 껍질을 벗기어 햇볕에 말린 삼을 백삼白蔘, 솥에 넣고 쪄서 말린 붉은 빛깔의 삼을 홍삼紅蔘이라고 하며 또한 생산 지역에 따라 개성에서 생산된 삼을 송삼松蔘, 금산에서 생산된 삼을 금삼錦蔘, 평북 강계에서 생산된 삼을 강삼江蔘, 강원도 인제 부근에서 생산된 삼을 기삼麒蔘이라고 한다.

　삼은 우리나라(한반도)와 중국 만주 지역과 러시아 연해주 일부 지역에서만 생육되고, 이 중 우리나라에서 생산된 삼을 가장 약효가 좋은 고려인삼高麗人蔘이라고 하며 세계적으로 널리 알려져 있다. 이것은 기후와 토질이 중요한 역할을 하고 있기 때문이다.

(1) 고려인삼

인간이 산야山野를 중심으로 정착하면서 농경생활을 시작한 이래, 봄이 되면 밭을 갈고 씨를 뿌리고 싶은 본능이 있다. 그래서 씨앗과 약초는 원래 야생식물이었던 것을 인위적으로 선택하여 개량하고 오랫동안 그 품종을 유지, 번식시킴으로써 진화됐다.

고려시대 고종(1214~1260) 때 산간에 산양삼을 재배한 기록과 1378(우왕禑王 4)년 때 원나라 순조에게 장뇌삼과 피건삼을 선물했다는 기록이 있다.

『본초강목本草綱目(중국 명明나라 때 이시진李時珍이 엮은 의학서醫學書로 1596년에 간행. 이 책은 저자가 혼자의 힘으로 30여 년에 걸쳐 집대성한 것으로 원고를 고치는 일만 3차례나 하였다. 약용藥用으로 쓰이는 대부분의 것을 자연 분류를 주로 하였으며 총계 1,892종의 약재가 망라되어 있다)』에서는 집필당시(1552) 우리나라에서는 이미 삼국시대(고구려·신라·백제)에 인삼 재배가 성행했다는 기록이 있다.

1500년경 풍기군수가 풍기 지역의 토질을 조사하여, 인삼 재배에 적합한 지역임을 확인하고 소백산 지역에서 채취한 야생삼을 환경적 여건과 밤낮의 기온차, 알맞게 부는 바람 등 인삼과 산삼의 생육 조건

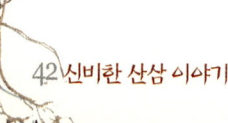

으로 최적지임을 확인하고 인삼 재배를 정책적으로 장려했다.

  수십 년 전에는 인삼 축제 때 헬기를 동원하여 소백산맥 자락에 인삼 씨앗을 대량으로 뿌린 적이 있으며, 심마니들도 소백산 산기슭에다 독자적으로 산삼을 심어 남몰래 관리를 해 오고 있다.

  또 주변의 일반농가에서 재배하는 인삼 경작지가 인근 영주, 봉화 등의 지역으로 확장되고 인삼의 경작 고도가 차츰 높아감으로써 소백산 주변 지역 산림 내에서 산삼의 자생지도 확대되어 가고 있어 다른 지역에 비해 비교적 야생삼이 풍부하다.

  요즈음은 방송이나 매체로 많이 알려져 하루에도 300여 명의 사람들이 인삼밭 주변이나, 소백산 속에서 삼을 찾고 있다고 전한다.

(2) 인삼 개갑

① 장육제거

7월 말경에 채취한 인삼 열매는 빨간 장육의 부패를 막기 위하여 제거하면 발아율이 높아진다. 장육을 제거한 씨앗은 그늘에서 하루 동안 말린다.

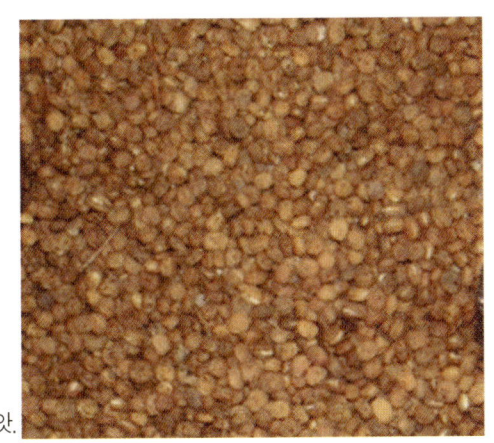

*장육을 제거한 씨앗.

② 개갑 처리

장육을 제거한 씨앗은 모래를 섞어 15~20℃ 그늘에서 습도를 유지하며 3개월 정도 매일 관수를 해준다. 3개월 정도 관리를 하면 종피가 벌어지고 유근이 1mm 정도 외각으로 삐져 나온다. 또다시 저온감응 처리하면 생리적으로 성숙하여 발아하게 된다.

③ 조복 파종

꿩이나 닭에게 인삼씨를 먹이면 장육이 제거된 채 배설을 하게 되는데, 배설물에 나온 인삼씨를 자연적으로 번식 시킨다.

[3] 인삼 재배

① 연간 평균기온이 9~13.8℃이고, 여름은 20~25℃이다.
② 일조량은 하루 중 8분의 1에서 13분의 1정도의 햇볕이 드는 곳이다.
③ 연간 강우량은 1,100~1,300mm이다.
④ 방향은 동쪽과 북쪽 사이에 있고, 경사면은 8~15°이며 평지라도 배수가 잘 되면 좋다.
⑤ 지표면의 토질은 사양토, 땅 속은 점토가 좋다.

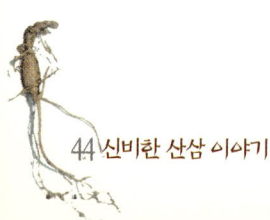

3. 오삼五蔘

오삼五蔘은 그 이름에 '삼蔘' 자가 붙어 다니며, 모양도 인삼과 비슷하여 인삼 대신 건삼 속에 섞어서 유통되는 경우가 많이 있다.

(1) 고삼苦蔘

고식·교괴·금경·너삼·녹백·백경·수괴·호마 등으로 불리는데, 이는 잎의 모양 때문에 붙여진 이름이다. 고삼은 콩과에 속하는 여러해살이풀인데, 우리나라 전국의 낮은 산과 들, 양지에서 자라며 봄 또는 가을에 뿌리를 캐서 햇볕에 말린다. 약간의 특이한 냄새가 있으며 맛은 쓰고 성질은 차다.

신경, 심경, 위경, 소장경, 대장경, 간

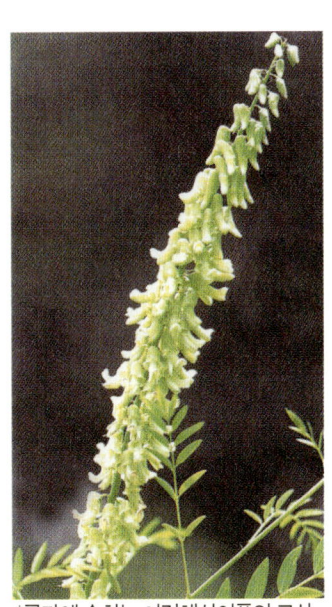

*콩과에 속하는 여러해살이풀인 고삼.

경에 작용한다. 열을 내리고 습을 없애며 벌레를 죽이고 오줌을 잘 누게 한다.

약리실험에서 강심작용, 이뇨작용, 쓴맛건위작용, 자궁수축작용, 항궤양작용, 억균작용, 살균작용 등이 밝혀졌다. 마트린 성분은 항암작용, 자궁수축작용을 나타내고 이질, 황달, 장출혈, 음부가려움증, 옹종, 차양, 소변불리, 치질, 옴, 문둥병 등에 쓴다. 트리코모나스성 질염, 폐결핵에도 쓸 수 있다.

하루 5~10g을 달임약, 가루약, 알약 형태로 복용한다.

외용약으로 쓸 때는 달인 물로 씻는다.

(2) 단삼丹蔘

분마초로 불리며, 꿀풀과에 속하는 여러해살이풀이고, 가을에 뿌리를 캐서 말리며 붉은색이다. 맛은 쓰고 성질은 약간 차다.

심경, 심포경, 간경에 작용한다. 혈血을 잘 돌게 하고 어혈을 없애며 월경을 고르게 하고 정신을 안정시킨다. 또 고름을 빼내고 새살이 잘 살아나게 하며 아픔을 멈춘다.

약리작용으로는 심장의 혈액순환을 좋아지게 하는 작용, 진경작용, 피응고 억제작용, 조직재생 촉진작용, 항암작용, 억균작용, 항비타민 E 결핍작용 등이 밝혀졌다.

월경 장애, 산후 배 아픔, 팔다리를 쓰지 못할 때, 이슬, 옹종, 단독, 수면장애, 심열로 가슴이 답답할 때, 가슴 두근거림, 적취積聚(묵은 체증으로 말미암아 뱃속에 덩어리가 생기는 병) 등에 쓴다.

하루 6~12 g을 달임약, 가루약, 알약 형태로 먹는다.

박새뿌리와는 배합금기이다.

(3) 사삼沙蔘

① 더덕

고심 · 문희 · 식미 · 지취 · 호수 등으로 불리며, 도라지과에 속하는 여러해살이풀로 우리나라 전국 산허리의 마른 땅에서 자라며 재배하기도 한다. 봄 또는 가을에 뿌리를 캐서 말린다. 맛은 달고 쓰며 성질은 약간 차다.

폐경, 위경에 작용한다. 음을 보하고 열을 내리며 폐를 눅여주어 기침을 멈춘다. 또 위를 보하고 진액을 불러주기도 하며 고름을 빼내고 독을 푼다.

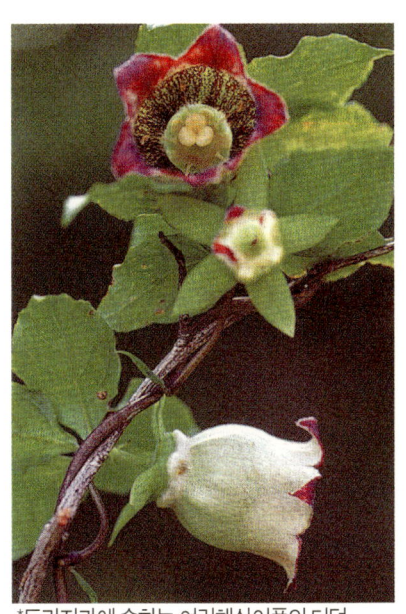
*도라지과에 속하는 여러해살이풀인 더덕.

가래삭임작용, 기침멎이작용, 핏속 콜레스테롤 낮춤작용, 혈압낮춤작용, 호흡흥분작용, 피로회복 촉진작용, 혈당높임작용 등이 밝혀졌다. 폐음부족으로 열이 나면서 기침하는데, 입안이 마르고 갈증이 나는데, 오랜 기침, 폐옹肺癰(폐장의 농양), 젖 앓이, 연주창, 옹종, 이슬 등에도 쓴다.

하루 6~12g을 달임약으로 먹는다.

외용으로 쓸 때는 짓이겨 붙인다.

② 잔대

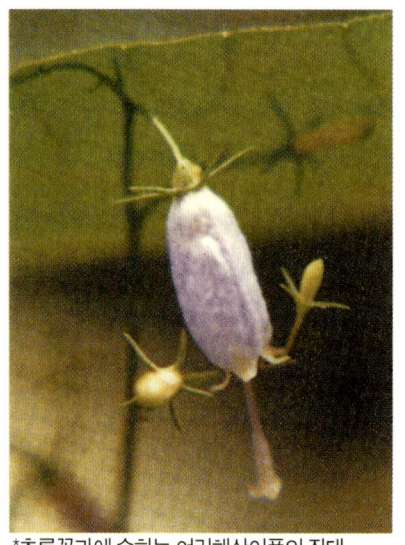

*초롱꽃과에 속하는 여러해살이풀인 잔대.

초롱꽃과에 속하는 여러해살이풀로 우리나라 전국 산허리에 햇볕이 잘 드는 곳에서 자라며, 뿌리를 식용이나 약용으로 쓴다. 맛은 달고 성질은 서늘하다.

가래, 거담, 소변불리, 폐위 등에 쓰인다. 음을 자양하며 열을 없애고, 온열병을 앓는 과정에서 폐와 위의 음이 상했거나, 음허화왕으로 몸이 달아오르며 목안이 마르고, 얼굴이 벌겋게 되어 마른 기침을 하는데 쓴다.

맥문동·생지황·석곡·패모 등을 배합하여 쓰기도 한다.

[나] 자삼紫蔘

권삼·범꼬리 풀뿌리·산하자로 불리며, 우리나라 마디풀과의 범꼬리 뿌리줄기를 말린 것이다. 전국의 깊은 산 습지 근처나 고원지대의 초지에서 자란다. 봄과 가을에 뿌리줄기를 캐서 줄기와 잔뿌리를 다듬어서 물에 씻은 다음 햇볕에 말린다. 맛은 쓰고 떫으며 성질은 약간 차다.

간경에 작용한다. 혈에 열을 없애고 독을 풀며 설사를 멈춘다.

약리실험에서 주요성분인 탄닌(18~20% 들어 있음)이 설사멎이작용을 나타낸다. 설사, 이질, 장염, 입안염, 옹종, 연주창連珠瘡(연주 나력이 터져서 생긴 부스럼. 경부 림프질 결핵), 독사 물린 데 등에 쓴다.

하루 6~9g을 달임약, 가루약, 알약 형태로 먹는다.

외용약으로 쓸 때는 짓찧어 붙이거나 달인 물로 씻는다. 또는 달인 물로 양치하기도 한다.

(5) 현삼玄蔘

녹장 · 정마 · 중대 · 현대 등으로 불리며, 현삼과에 속하는 여러해살이풀로 우리나라 전국의 산과 들의 습한 곳에서 자라며 재배도 한다. 가을에 뿌리를 캐서 잔뿌리를 다듬어버리고 그대로 햇볕에 말리거나 또는 증기에 쪄서 말린다. 맛은 쓰고 짜며 성질은 약간 차다.

신경, 위경, 폐경에 작용한다.

약리실험에서 혈압낮춤작용, 혈당낮춤작용, 억균작용 등이 밝혀졌다. 열병으로 진액이 상하여 열이 나고 가슴이 답답하며 갈증이 나는 데, 오후에 미열이 나는데, 발반發斑(마마나 홍역을 앓을 때 살가죽에 부스럼

이 빨갛게 점점이 나타남), 인후염, 연주창, 부스럼, 단독丹毒(다친 곳으로 균이 들어가 생기는 급성의 병. 풍단), 변비 등에 쓴다.

하루 6~12g을 달임약, 가루약, 알약 형태로 먹는다.

외용약으로 쓸 때는 짓이겨 붙이거나 가루내서 기초(약)제에 바른다. 설사하는 데는 쓰지 않는다.

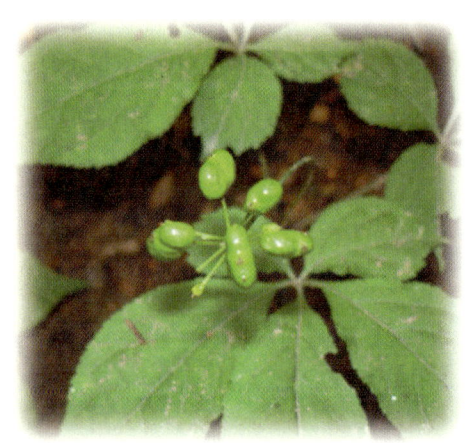

제3장 산삼의 종류

산삼山蔘을 크게 분류해서 천종天種·지종地種·인종人種으로 구분한다. 그리고 사람의 모습을 닮았다고 하여 동자삼童子蔘·유체삼有體蔘·체삼體蔘·해아삼孩兒蔘이라는 별칭이 있다.

또 자생지나 재배 여부에 따라 산삼山蔘·야생삼野生蔘(인삼의 씨를 산새나 짐승이 먹고 전파한 삼)·산양삼山養蔘(산삼의 종자나 묘근을 산림 속에 자연 방임하여 키운 삼)·양삼養蔘·밭장뇌·산장뇌·씨장뇌·장뇌삼長腦蔘·가삼家蔘 등으로 불린다.

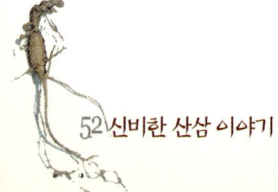

1. 천종 天種

　천종天種은 수백 년의 인위적인 간섭 없이 자연 상태로 자란 산삼山蔘을 말한다.

　산삼 씨앗의 발아가 처음부터 성장의 전 과정이 자연적으로 이루어졌다 하더라도 일정한 기간이 경과하지 않으면 이를 천종으로 보지 않는다. 산삼의 씨앗의 발아가 인위적으로 이루어졌다 하더라도 일정한 자연 순화 과정(식물이 외부 환경에 적응하면서 환경적 여건을 일치시켜가는 과정)을 거친 5대 이상의 경우에는 이를 천종으로 본다.

　결과적으로 천종은 원대산삼이 전국의 심산유곡에서 오랜 세월 동안 자생해 온 자연산삼과 5대 이상의 자연 순화 과

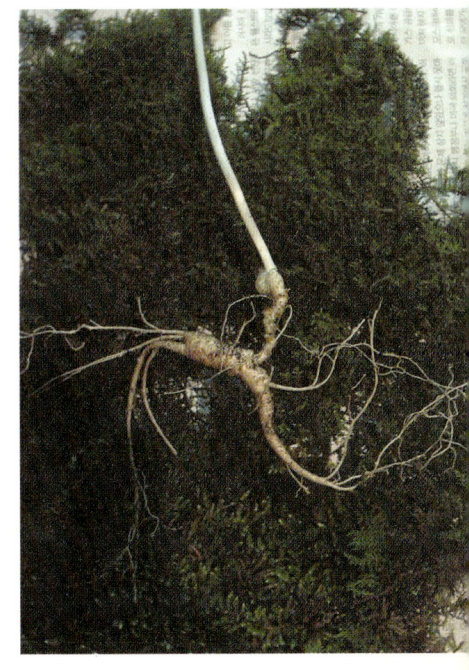

정을 걸친 자연 야생삼野生蔘을 말한다.

이 5대의 의미는 아무런 인위적인 개입 없이 1대의 조복산삼鳥服山蔘(조류나 짐승의 음용 후 배설에 의하여 발아가 이루어진 산삼)이 성장하여 결실과 낙과, 발아의 순환 과정이 2대에서 4대(지종地種)가 진행되고 나서 5대가 지나면 천종으로 되는 것이다.

천종산삼이 자라는 환경을 보면 지표면에 하생식물이 거의 살지 않는 확 트인 산비탈에서 많이 발견된다.

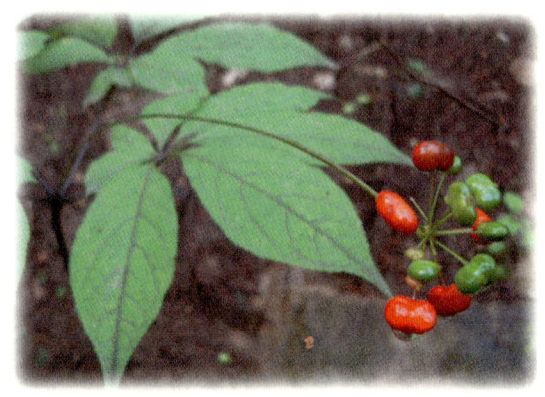

2. 지종 地種

지종地種은 자연 상태에서 발아하여 자란 야생삼野生蔘을 말한다.
  자연 야생삼 1대에서 4대의 산삼이 결실과 낙과, 발아를 전(천종)과 동일하게 순환하는 과정이 진행되며 오랜 기간이 자라났다 하더라도 그대로 천종으로 인정하지 않는다.
  천종으로 순화 단계가 진행되고 있는 자연 야생삼 1대부터 4대의 산삼이 바로 지종인 것이다.

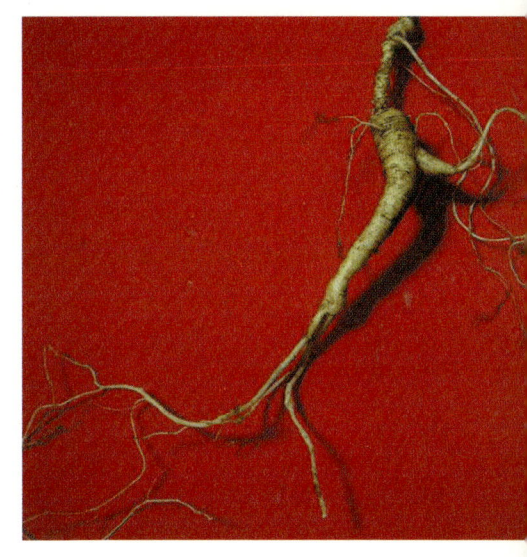

(1) 조복산삼

인삼의 열매는 7~8월경이면 조류(까치, 까마귀, 꿩, 산비둘기 등)들이나

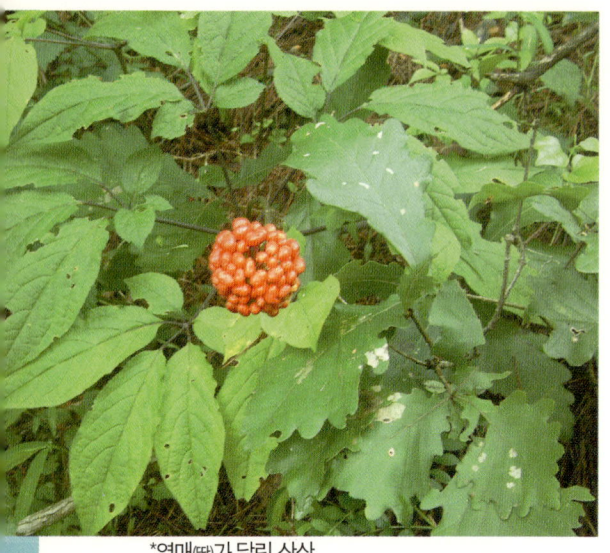

*열매(딸)가 달린 산삼.

짐승(다람쥐, 들쥐, 산토끼, 멧돼지 등)들의 입맛이 당기도록 빨간 색깔로 열매(딸)를 홍숙 시키며, 씨앗 외부에 장육을 입혀서 식욕을 자극케 한 후, 인삼의 열매를 먹고 배설하게 한다. 뿐만 아니라 그 씨앗은 조류나 짐승의 이빨에 부서지지 않도록 외각을 단단한 외피로 포장해놓음으로써 손상을 예방한다.

인삼의 열매를 배불리 먹은 산새들이나 짐승들은 주변 2~4km 정도 이내의 범위에서 휴식을 하며, 조금 전에 먹은 인삼의 열매를 배설하면 이것이 발아하는데, 이를 조복산삼鳥服山蔘이라고 한다.

(2) 야생산삼

자연 야생삼野生蔘의 씨앗을 산새가 먹은 경우는 주변에서 배설을 하지만, 철새가 이동하면서 먹이가 된 경우에는 2km의 범위를 넘어서 수백km 이상의 이동 경로에 배설을 하게 된다.

새들이 산의 경사진 높은 준령을 넘을 때에는 비행 부담을 최소로

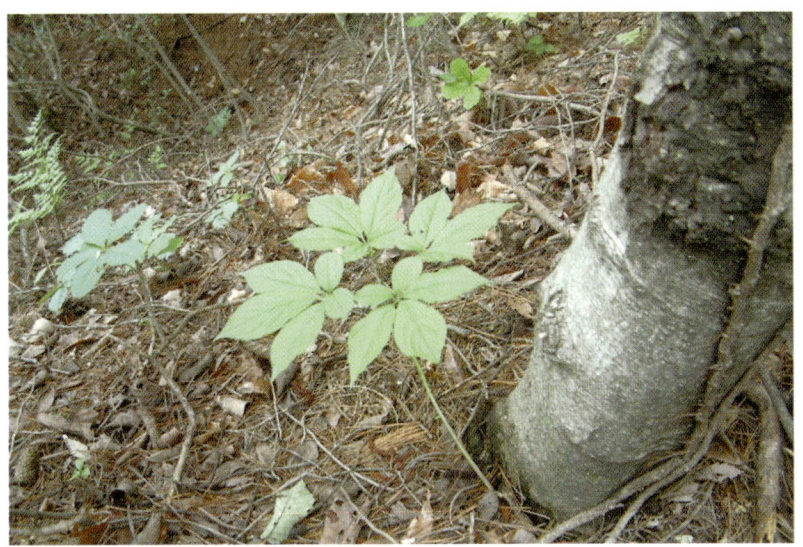
*큰 나무 밑에 자생하는 4구 산삼.

줄이기 위해 산등성이에 서 있는 큰 나무의 나뭇가지 위에서 쉬면서 조금 전에 먹은 먹이를 소화시켜 모두 배설한다. 그래서 산림 내에서도 산비탈 지형이 갑자기 완만한 곳에서 자연적으로 자란 산삼이 발견되는 확률이 대단히 높은 데 이것을 야생산삼野生山蔘이라고 한다.

 위와 같은 경우처럼 새들의 생리를 이해한다면 산삼의 자생지를 쉽게 찾을 수도 있다.

3. 인종人種

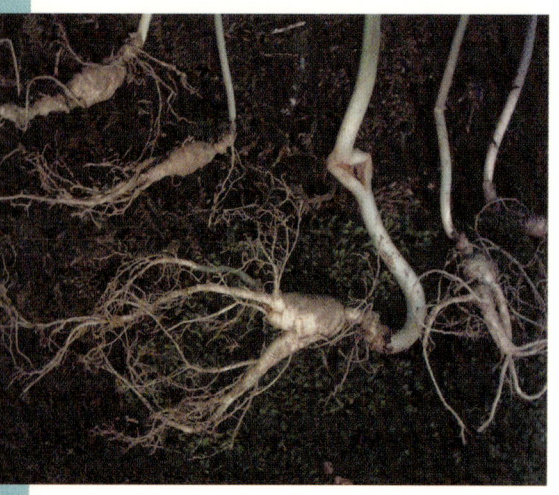

인종人種은 천종 씨앗이나 자연 야생삼野生蔘의 씨앗을 채취하여 자연의 깊은 산림 속에 자연 방임하여 키우는 경우(산장뇌·씨장뇌)와 인가 주변 재배 삼포에서 인위적으로 생육시키는 경우(밭장뇌) 등의 다양한 방법으로 산삼山蔘을 키우는 경우를 말한다.

자연 상태에서 낙과되어 자란 경우에는 100여 년을 살 수 있지만, 인위적으로 파종한 경우는 그 생존 연수를 20년 이상을 넘기기가 어렵다. 또한 장뇌는 생육시키는 장소와 씨앗의 종류에 따라 그 품질과 약효, 종류가 다양하다.

인종을 흔히 산양산삼山養山蔘이라 부르기도 한다.

4. 기타 외국삼

삼 이 름	생 산 나 라
죽 절 삼	일본
화 기 삼	미국, 북미, 캐나다
강 상 삼 칠	중국 남부지방
주 자 삼	중국 남부지방
중 국 가 인 삼	중국 남부지방
협 엽 죽 절	중국 남부지방
화 엽 삼 칠	중국 남부지방, 인도 북부지방
히 말 리 아 삼	네팔

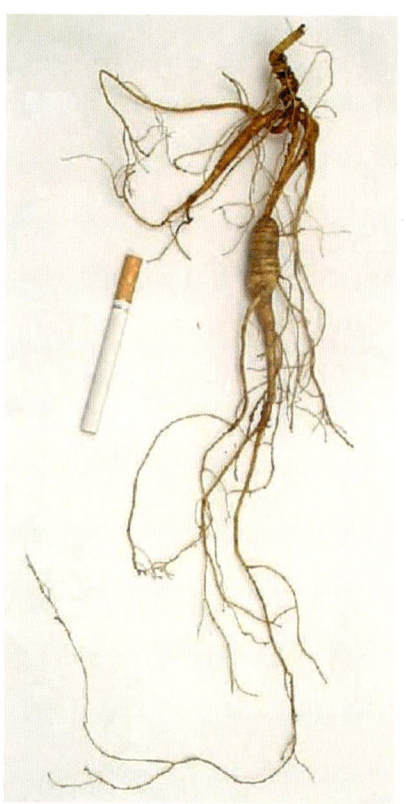

*중국 장뇌삼.

제4장 산삼의 감정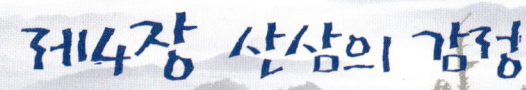

산삼山蔘의 지상부는 삼대(원줄기)에 1~7가지(구·지枝)의 잎가지를 형성하고 각각 5엽葉의 잎을 달고 있으며, 각 가지의 중심에서 꽃대를 올려 작은 꽃을 피우고, 7~8월경에 10~30개 전후의 빨간 열매(딸)를 맺는다. 또 가늘고 긴 뇌두腦頭(노두蘆頭)를 형성하면서, 이 뇌두가 지상부와 지하부를 연결하고 있다. 지하부(몸체)는 가락지(주름·횡취橫聚)가 많은 몸통(주근主根)과 잔뿌리가 있는데, 잔뿌리에는 가끔 방울(옥주玉珠)을 달고 있다.

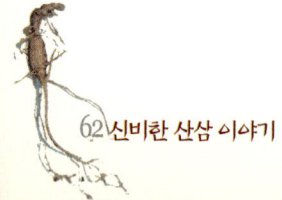

1. 삼대

산삼山蔘은 원줄기에 1~7구의 잎가지를 형성하고 각각 5엽葉의 잎을 달고 있으며, 각 가지의 중심에서 꽃대를 올려 작은 꽃을 피운다. 7~8월경에 5~30개의 전후의 빨간 열매(딸)를 맺는다.

*4구 산삼.

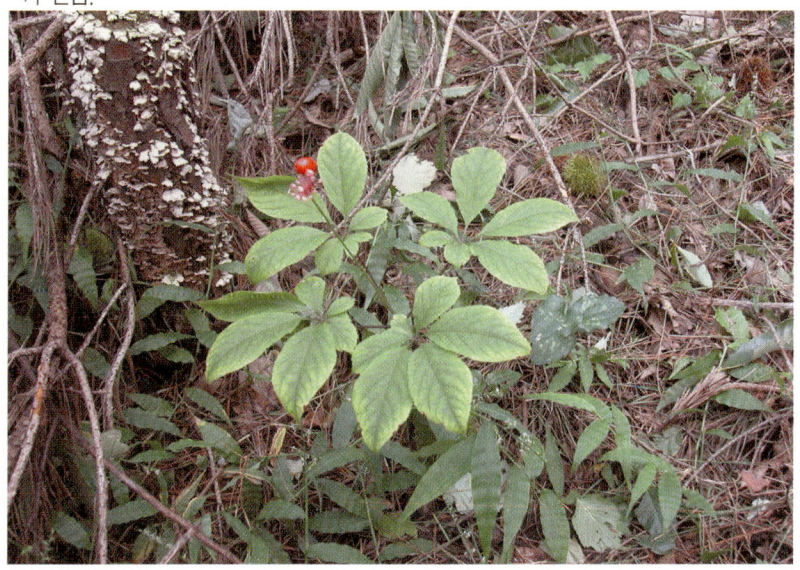

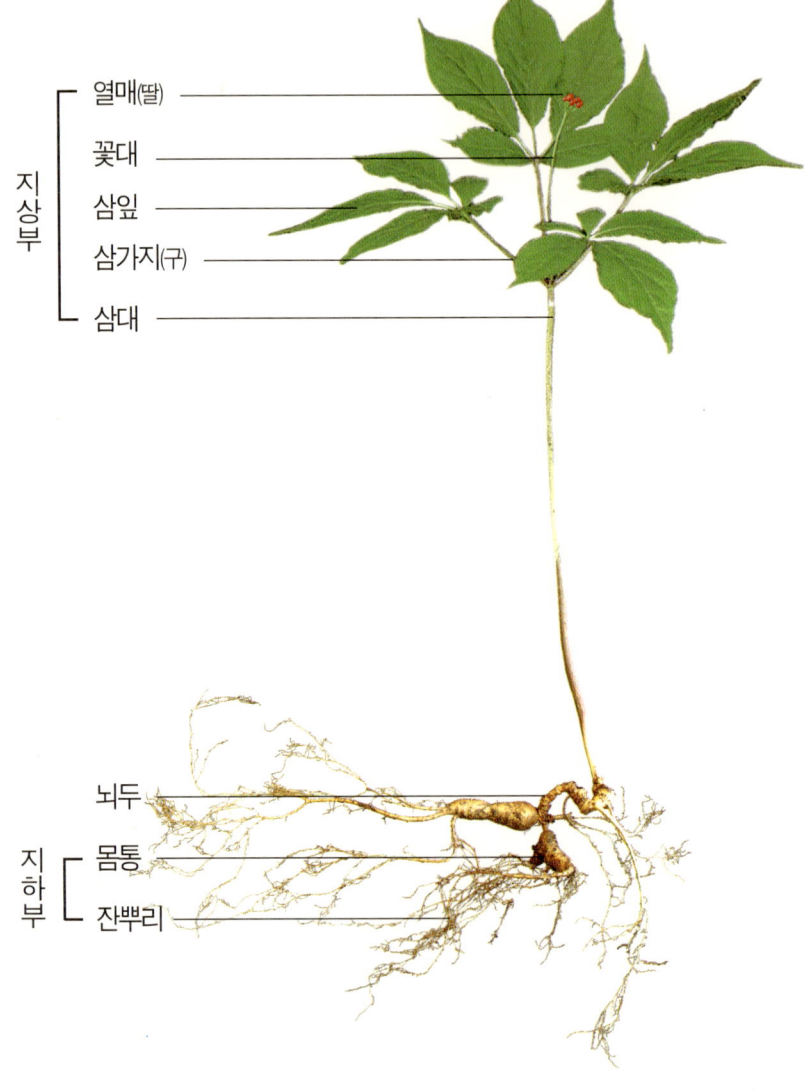

64 신비한 산삼 이야기

또 성장 연수에 따라 1지枝 3엽 · 1지枝 5엽도 있고, 3지 5엽짜리도 있으며 5지 5엽짜리도 있고, 7지 6엽짜리 까지도 있는데 산삼의 지상부(원줄기)를 삼대라고 한다.

아래의 도표는 산삼의 가지, 잎사귀 개수와 연령(삼령)표이다.

(1) 자연산삼의 연령표

이름과 가지(枝)	잎 사 귀(葉)	연 령(年數)
외내피 / 1지	1엽 / 1아一椏	2년
두잎내피 / 1지	2엽 / 2아二椏	3년
세잎내피 / 1지	3엽 / 3아三椏	4년
네잎내피 / 1지	4엽 / 4아四椏	5년
오행 / 1지	5엽	6년
각구 / 2지	5+ 1엽	9년
	5+ 2엽	10년
	5+ 3엽	11년
	5+ 4엽	12년
	5+ 5엽	13년
삼구 / 3지	5+5 1엽	16년
	5+5 2엽	17년
	5+5 3엽	18년
	5+5 4엽	19년
	5+5 5엽	20년
	5+5 6엽	21년
사구 / 4지	5+5+5 1엽	23년
	5+5+5 2엽	24년

이름과 가지(枝)	잎 사 귀(葉)	연 령(年數)
사구 / 4지	5+5+5 3엽	25년
	5+5+5 4엽	26년
	5+5+5 5엽	27년
	5+5+5 6엽	28년
	5+5+5 7엽	29년
오구 / 5지	5+5+5+5 1엽	30년
	5+5+5+5 2엽	31년
	5+5+5+5 3엽	32년
	5+5+5+5 4엽	33년
	5+5+5+5 5엽	34년
	5+5+5+5 6엽	35년~36
육구만달 / 6지	5+5+5+5+5 1엽	37년
	5+5+5+5+5 2엽	38년
	5+5+5+5+5 3엽	39년
	5+5+5+5+5 4엽	40년
	5+5+5+5+5 5엽	41년
	5+5+5+5+5 6엽	42년
	5+5+5+5+5 7엽	43년~44
칠구두루부치 / 7지		45년

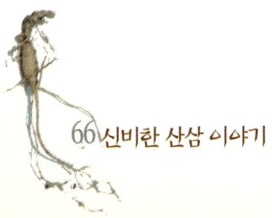

(2) 천종산삼의 연령표

이 름	잎 사 귀(葉)	연 령(年數)
외내피	1지 1엽 / 1아一椏	2년
두잎내피	1지 2엽 / 2아二椏	3년
세잎내피	1지 3엽 / 3아三椏	4년
네잎내피	1지 4엽 / 4아四椏	5년
오행	1지 5엽	6년
각구	2지 5엽	6~12년
삼구	3지 5엽	30~50년
사구	4지 5엽	80~90년
오구	5지 5엽	100~200년
육구만달	6지 5엽	200년 미만
칠구두루부치	7지 5엽	200년 이상

*상기 도표는 참고할 수 있는 연령표이다.

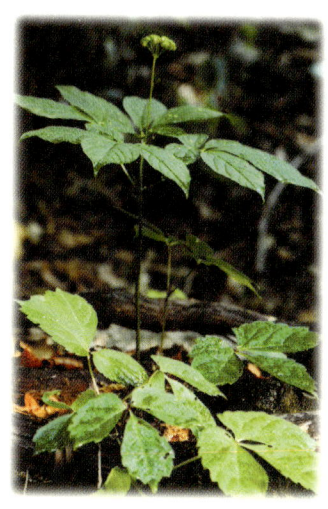

2. 뇌두 腦頭

뇌두腦頭(노두蘆頭)는 가늘고 길게 형성하면서 지상부 삼대와 지하부 뿌리를 연결을 한다. 뇌두는 줄기가 돋아났던 자리로 가을이 되면 줄기가 말라붙어 부식되어 생긴다.

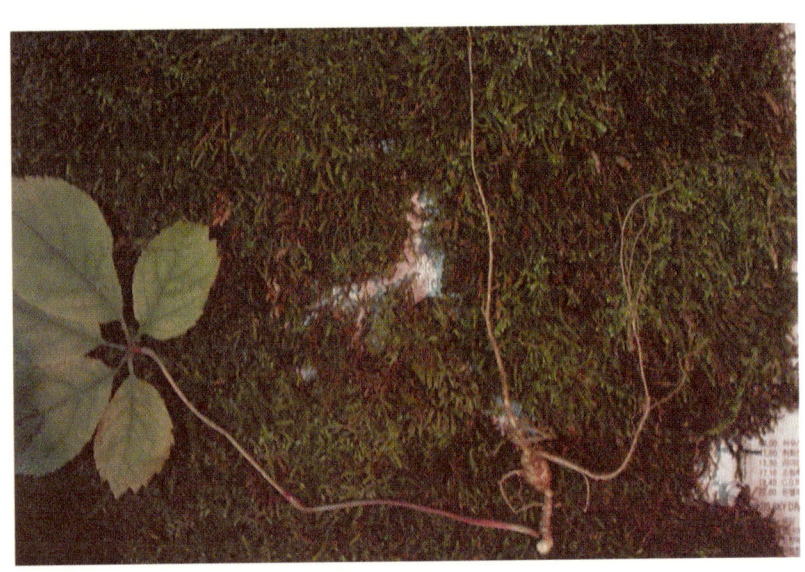

이 뇌두는 산삼山蔘이 1년간 생존해온 흔적(경흔莖痕)이며, 1년에 한 개씩 생긴다. 그러므로 이 흔적은 산삼의 연령을 가름할 수도 있는 것이다.

뇌두갈이는 초기 5년은 흔적 소멸 등을 생각할 수 있으며, 2지枝일 때 가장 길고 4지일 때 가장 적고, 5지일 때에는 아주 없을 수 있다. 휴면 산삼은 이 경우 산삼의 나이와 뇌두의 숫자는 비례하지 않고, 실뿌리의 잘림 상태를 추정으로써 감정한다.

일조량으로 볼 때는 비교적 좋은 곳에서 성장한 산삼보다 음지에서 자란 산삼이 뇌두가 많고, 어린 산삼의 경우는 햇볕이 잘 드는 곳에서 훌륭한 생육과정을 거쳐 뇌두의 형성도 잘 되었지만 오래된 산삼은 자연적 환경으로 나이가 들수록 없어지며, 대신 뇌두 부분에 좁쌀만한 혹으로 뇌두를 대신한다.

인종人種은 땅콩알 정도고, 지종地種은 팥알 정도, 천종天種은 쌀알 정도의 뇌두를 8~9월경에 뇌두 상단 부분에 형성시킨다.

3. 몸통

몸통(약통·주근主根)은 영양분과 약효가 저장되어 있다.
몸통이 기다란 것보다 대추처럼 뭉툭한 것이 더 약효가 있다고 해서 높이 쳐 주기도 한다.

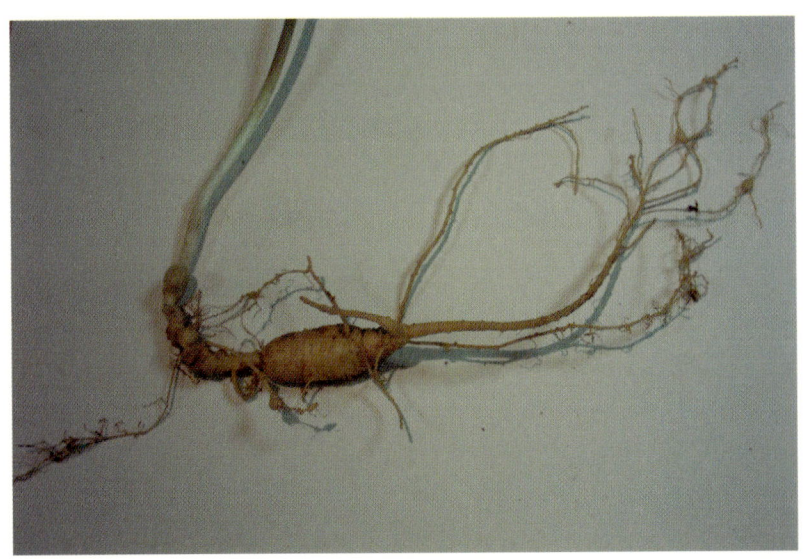

4. 뿌리

뿌리(세근細根·지근枝根)는 몸통에서 가지가 갈라지고 거기서 잔뿌리가 나온다. 뿌리에는 좁쌀만한 방울(옥주玉珠)이 혹처럼 붙어 있는 것도 있으며, 방울이 달린 산삼山蔘을 방울삼이라고 해서 높이 평가한다.

하지만 이와 비슷한 것으로 방울보다 더 큰 팥알만 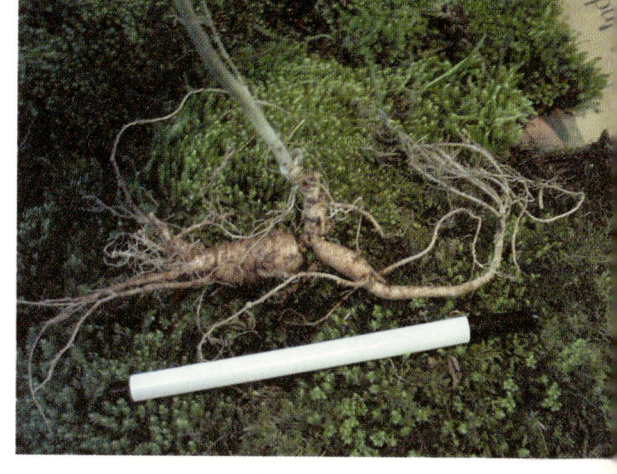 한 뿌리혹선충이 있는데, 이것은 전형적인 산삼의 병이다. 토질이 오염되어 있을 때는 풀과 나무의 줄기나 뿌리에 기생하며, 기생하는 부위의 조직이 부풀어 올라 혹 모양을 한 것이다.

5. 가락지

　산삼山蔘의 가락지(주름·횡취橫聚)는 왕성한 생장을 하면서 과다하게 수분을 흡수하여 팽만해진 몸체를 가을이 되면서 겨울 준비를 하기 위해 수분과 뿌리에 저장된 녹말을 분해하면서 몸통을 줄이는 과정에서 발생되는 현상이다.

　산삼은 겨울의 추위를 이겨내기 위해 수축작용을 일으켜 땅 속을 파고 들어가는데, 매년 1㎝ 정도씩 5~10㎝ 정도 파고 들어간다. 땅 속으로 파고 들어가는 시기는 보통 8, 9월 초순경으로 이는 겨울철을 안전하게 지나기 위함이다.

　또한 가락지는 산의 경사도, 지형, 토양의 건조, 습도 등에도 관련이 있다.

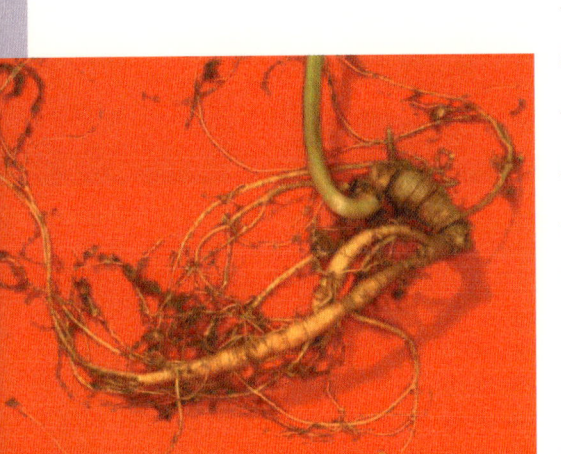

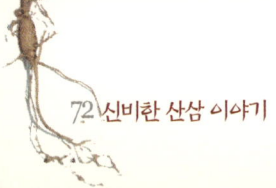

6. 좋은 산삼 고르기

(1) 좋은산삼 고르기

산삼을 넓게 펼쳐 놓는다.

① 뇌두로 구별하기

뇌두는 굵은것보다는 가느게 좋으며, 주로 젓가락 굵기의 뇌두로 길게 이어지는게 좋다. 또 우렁모양의 뇌두보다는 매끈한 뇌두에 좁쌀모양의 혹이 붙어있는 게 양질의 산삼이다.

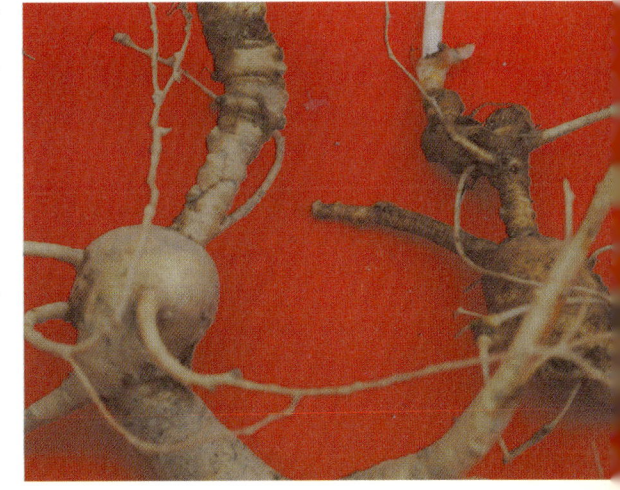

② 몸통으로 구별하기

양질의 산삼은 몸통이 크거나 굵지 않다. 또 매끈하고 날씬하며, 주름이 많을수록 척박한 땅에서 고생을 많이 했던 흔적을 보이는게 약성이 좋은 산삼이다.

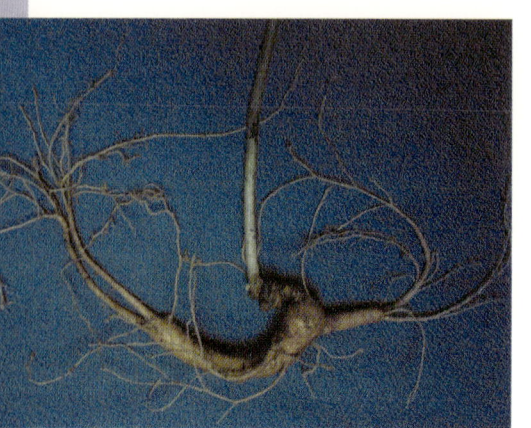

③ 뿌리로 고르기

비옥한 토양에서 자란 산삼보다는 척박한 환경에서 오랫동안 자란 산삼이 약성에서 우수하며 좋은 산삼으로 분류된다.

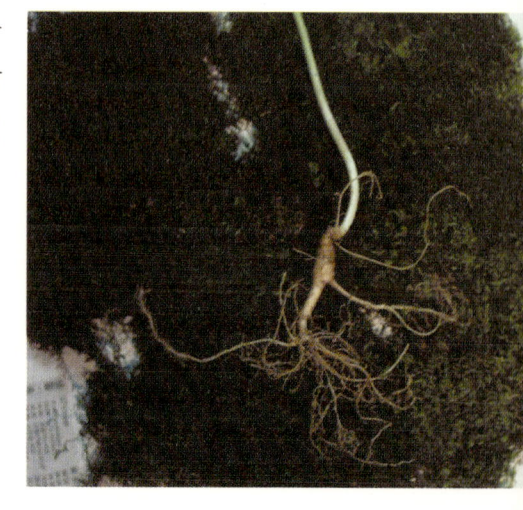

(2) 국내삼과 외국삼의 특징

국내삼의 특징	외국삼의 특징	이식삼의 특징
뇌두가 가늘고 짧다.	몸통 및 세근이 잘 발달되어 있다.	몸통이 굵다.
몸체는 붓끝모양을 닮았고, 미의 성장이 자연스럽다.	가락지가 많고 깊으며, 흙이 낀 것이 많다.	뿌리의 진행 방향이 바뀐 삼.
미가 단단하며, 인장강도가 높다.	뇌두와 턱수가 유난히 발달되어 있다.	잘린부분에 잔 뿌리가 많이 나온삼.
표피가 얇고 황금색을 띤다.	표피가 두껍고 검은색이 돈다.	몸통과 세근의 색깔이 틀린삼.
달고, 쓰고, 향기롭다.	향이 약하고, 단맛이 적다.	
삼령이 높은 삼일수록 옥주가 많이 달려있다.		

*3구 산삼.

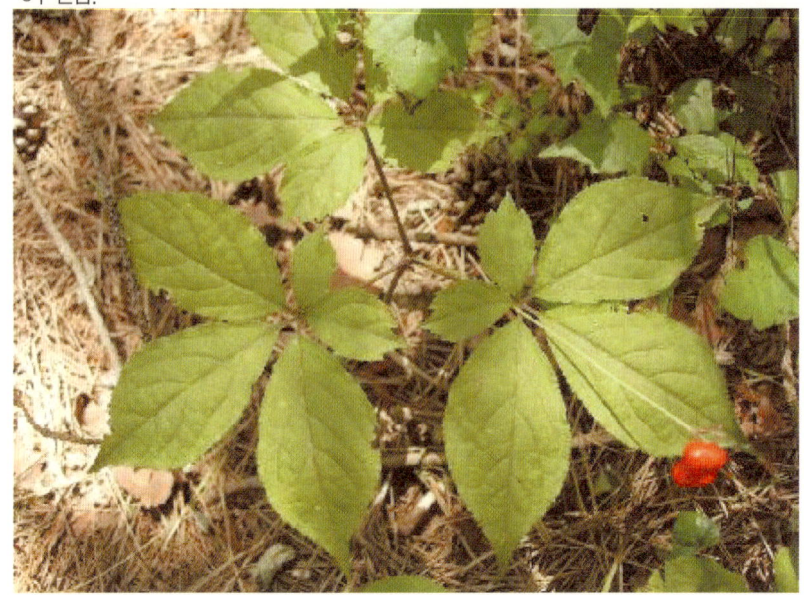

*5구 산삼.

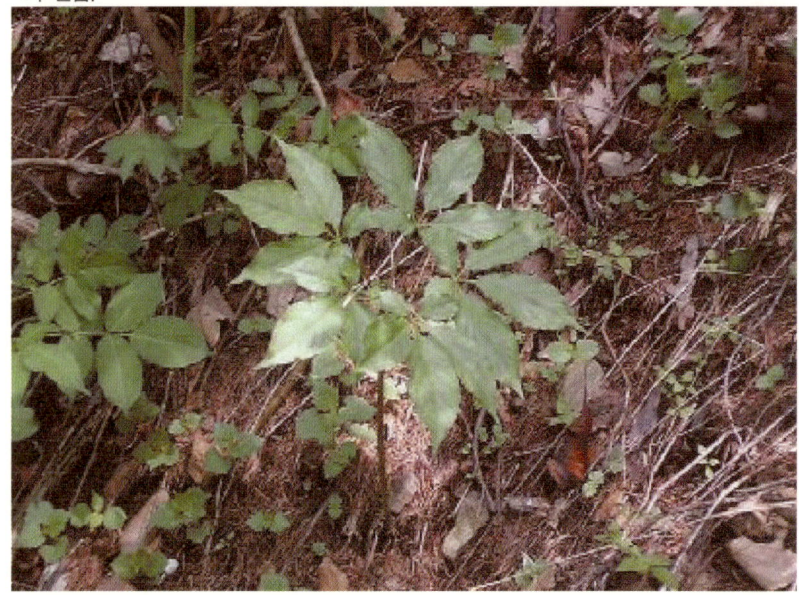

제5장 산삼의 효능과 복용방법

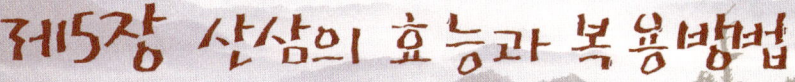

산삼山蔘은 체질을 개선하여 병에 대한 저항력과 자연 치유력을 강하게 하며, 인체에 막힌 기氣를 뚫어 순환 시켜준다.

산삼은 칠효설七效說① 보기구탈補氣救脫, ② 익혈복맥益血復脈, ③ 양심안신養心安神, ④ 생진지갈生津止渴, ⑤ 보폐정천補肺定喘, ⑥ 건비지사健脾止瀉, ⑦ 탁독합창托毒合瘡 효능과 그 밖에도 신비한 효능이 많이 있다.

산삼을 복용할 때는 뿌리째 먹거나, 달여 먹거나, 술을 담가 오래두고 먹을 수 있다.

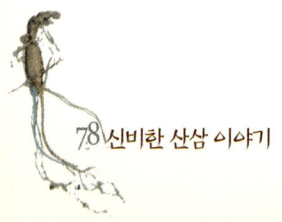

1. 산삼의 칠효설 七效說

⑴ **보기구탈**補氣救脫 : 원기를 보하고 허탈을 다스린다(피로회복, 허약 체질개선, 체력증진 등).

⑵ **익혈복맥**益血復脈 : 혈액을 이롭게 하고 맥을 고르게 한다(혈액순환 촉진, 면역력 강화 등).

⑶ **양심안신**養心安神 : 마음을 편안하게 하고 정신을 안정시킨다(심장 기능 강화, 노이로제, 스트레스 해소 등).

⑷ **생진지갈**生津止渴 : 체액을 보충하고 갈증을 해소 시킨다(내분비 조절, 당뇨, 성인병 등).

⑸ **보폐정천**補肺定喘 : 폐 기능을 보하고 기침을 멈추게 한다(폐 기능, 호흡기질환 강화 등).

⑹ **건비지사**建脾止瀉 : 위장을 튼튼하게 하고 설사를 멈춘다(식용증진, 위장계 질환 예방, 설사 등).

⑺ **탁독합창**托毒合瘡 : 체내에 독을 제거하고 종기, 상처에 새살이 나게 한다(피부질환, 피부미용, 종기 등).

2. 효능

산삼山蔘은 체질을 개선하여 병에 대한 저항력과 자연 치유력을 강하게 하며, 인체에 막힌 기氣를 뚫어 순환 시켜주는 신비한 효능이 있다.

(1) 노화방지

우리가 생활하면서 에너지를 얻기 위해 끊임없이 음식물을 섭취해야 한다. 이렇게 먹은 음식물이 각종 장기에 배분되는 과정에서 활성산소로 인하여 과산화지질(나이를 먹음에 따라 신진대사가 점차 쇠퇴하기 때문에 과산화지질이 증가하면 피부의 탄력을 좌우하는 섬유가 취약해져 주름살이 생기거나 색소 침착을 일으키는 노화현상을 촉진하고 간질환, 동맥경화 등이 진행하게 된다)이 형성된다.

산삼은 이 과산화지질의 생성을 방지하고 예방하며, 노화되는 세포를 새로운 세포로 교체하는 작용을 촉진시켜 신체의 노화를 방지해 준다.

(2) 강장·강정

나이가 먹음으로써 갑자기 발기부전증이나 성인병, 임포텐츠의 증상이 나타나 성기능이 현저히 약화된다.
적당한 운동과 충분한 휴식 및 휴면을 취하면 치유도 가능할 수 있지만 산삼을 복용하면 말초의 혈액순환을 촉진하여 성기능을 활성케 하며 불감증과 각종 성인병을 예방할 수 있다.

(3) 항암작용

암의 발생 원인은 유전적인 요소와 방사선, 자외선, 화학적 발암 물질 등이다. 암은 초기에 발견하지 못하면 그 치료가 불가능 하지만 산삼은 인체의 면역과 생리기능을 회복시켜 암세포의 성장을 억제한다.
주위에 얘기를 들어보면 산삼을 복용 후, 암 환자나 암 수술을 한 환자가 효과를 본 경우도 많이 있다.

(4) 당뇨병 치료

혈당치를 저하시키는 아드레날린과 인슐린 생성에 영향을 주어 당뇨병 환자들이 부수적으로 느끼던 가슴 답답함, 권태감, 소갈병으로 갈증, 어깨 결림 등이 크게 개선되었다.

(5) 혈압 조정

낮은 혈압을 올리고 높은 혈압을 내려 자율적으로 조정해 준다.
혈압의 위협을 느끼고 있는 사람이 산삼 복용을 통하여 정상적인 혈압과 중풍을 예방한 사례도 많이 있다.

(6) 부인병

여성들은 산후조리에 의한 신경쇠약, 냉증, 월경과다, 자궁출혈 등의 병이 많다.
산삼을 복용하면 상당히 효과적으로 치료가 가능하며, 피로회복 및 피부미용에도 효능이 있다.

(7) 그 외 효과

① 갑상선 치료
티록신의 분비를 촉진하여 체내의 물질 대사를 높인다.
② 뇌腦기능 강화
대뇌 부활 작용에 의한 집중력을 강화한다.
③ 면역기능 증진
모든 질병은 면역성이 떨어져 발생 한다. 산삼은 세포의 산소 소비와 신진대사를 촉진하여 각종 면역기능을 강화한다.

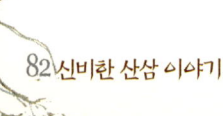

④ 빈혈 회복

적혈구의 생성을 촉진하여 빈혈 증상을 개선한다.

⑤ 소염消炎 작용

각종 염증을 내리고 아픔을 가라앉힌다.

⑥ 각종 스트레스

부신피질계의 움직임을 원활히 하여 물리적 스트레스(과로, 과열, 고혈압, 한냉 등), 생물학적 스트레스(세균 감염 등), 화학적 스트레스(각종 독물, 약물 등) 등 피로의 예방과 회복을 돕는다.

⑦ 조혈造血 작용

새로운 피를 만들고 나쁜 피를 정화한다.

⑧ 허약체질 개선

단백질 동화 촉진작용에 의한 체력 회복과 골격근의 수축력 및 지속력을 높인다.

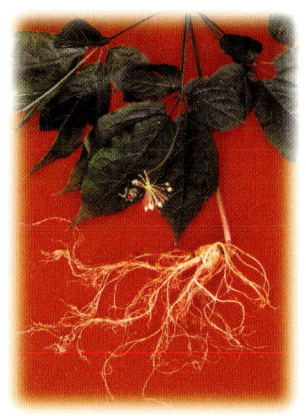

3. 복용지침

산삼은 체질과 관련 없이 수술 후나 몸이 극도로 허약할 때 효력이 발휘된다. 산삼에는 우리 몸이 가장 건강할 때의 상태로 되돌리려는 복원 기능이 있다.

(1) 복용 전 지침

위胃 기능을 원활히 해야 하므로 복용 2~3일전부터는 맵고 짜고, 시큼한 음식이나 또는 과로, 음주, 흡연을 삼가 해야 한다. 되도록 가벼운 미음이나 죽으로 위 기능을 부드럽게 하는 것이 좋다.

(2) 복용 시 지침

신비한 산삼山蔘을 먹을 때는 아침 공복에 혈액순환을 위하여 미지근한 식수로 입을 헹구고 즐겁고 기쁘게, 그리고 감사하는 마음으로 복용해야 한다.

(3) 복용 후 지침

복용 후 2~3일 동안은 복용 전과 마찬가지로 위 기능에 지장을 주는 음식이나 또는 과로, 음주, 흡연을 삼간다.

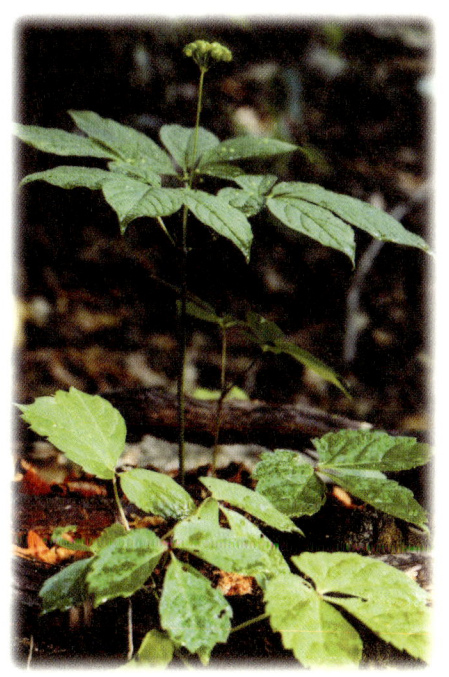

4. 복용방법

(1) 뿌리째 먹기

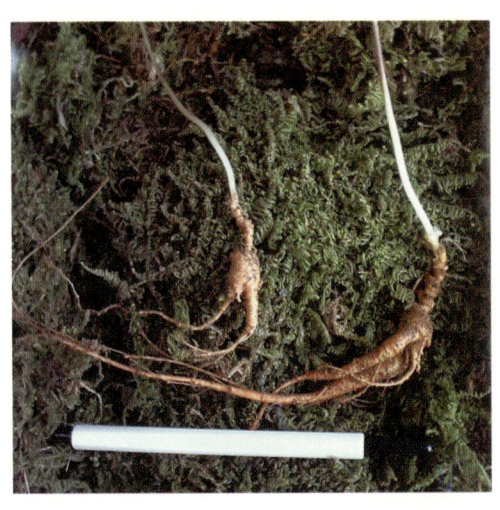

산삼은 생生으로 먹으면 약효가 좋고 향기로우면서도 매우 쓰다.

산삼 10~20g 정도를 생수에 깨끗이 씻어 춘절삼春節蔘(하지 이전에 캔 산삼)은 산삼 몸통과 뿌리, 줄기와 잎 전체를 먹고 황절삼黃節蔘(처서 이후에 캔 산삼)은 산삼 몸통과 뿌리만을 먹는데 오랫동안 물이 되도록 잘 씹어서 복용한다. 쓴 것이 싫은 사람은 꿀을 찍어서 먹으면 복용하기가 좋다.

(2) 달여 먹기

위장 기능이 약한 사람이나 노약자는 산삼을 달여 복용하는 것이 좋은데, 산삼을 달여서 먹으면 소화 흡수가 가장 잘 될 수 있다.

산삼을 달일 때는 약탕기가 도자기나 유리로 된 것을 사용하고, 금속(철과 접촉하

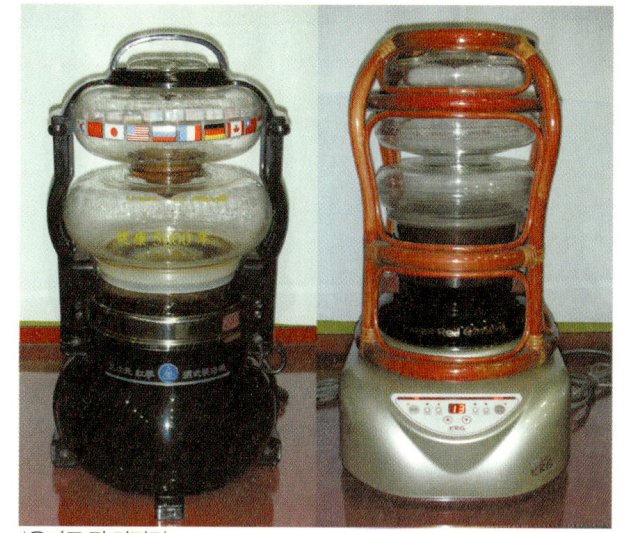
*유리로 된 약탕기.

면 화학적인 반응을 일으킬 수 있기 때문)으로 만든 것은 피해야 한다.

달이는 방법은 약탕기에 물을 80% 정도 붓고, 산삼과 대추 두세 개를 넣은 후 약한 불로 은근히 끓인다. 약탕기의 물이 50% 정도 줄어들면 2~3회 나눠 공복에 복용하면 된다.

(3) 술 담아 먹기

산삼 뿌리와 잎을 통째로 술병에 넣어, 술 30° 이상의 소주에 담아 음지에서 적정한 온도를 유지시키면서 약 100일 동안 지난 후에 먹으

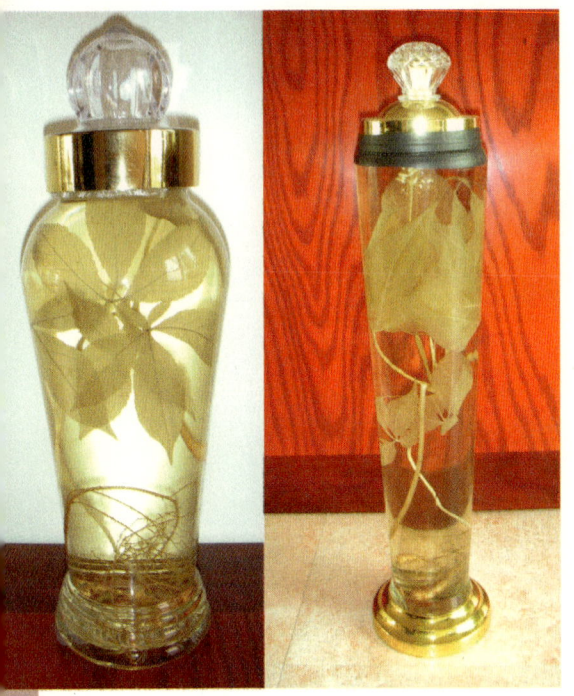

면 된다.

산삼주는 식사 때 반주를 하기보다도 잠자기 30분전에 복용하는 것이 좋다.

*산삼주

5. 산삼 복용 후 나타나는 증상 (명현현상)

*온몸이 따뜻해지거나 몸이 화끈 달아오른다.
*손발이나 온몸에 붉은 반점(삼꽃·열꽃)이 생겨난다.
*가슴이 답답하고 어지러움과 현기증이 난다.
*감기 몸살에 걸렸을 때처럼 온몸에 힘이 빠진다.
*술에 취한 것처럼 정신이 몽롱하거나, 몸이 공중에 붕 떠있는 것처럼 느껴진다.
*코에서 코피가 난다.
*심하게 배가 아프며 설사를 한다.
*졸음이 와서 깊은 잠을 자거나, 잠이 오지 않는 경우도 있다.

이외에도 다른 증상(명현현상瞑眩現想)이 반드시 나타나지민 두려워할 필요는 없다. 명현현상이 지나면 그때부터 기분이 상쾌해지고 몸이 가쁜 해 진다.

*4구 황절삼.

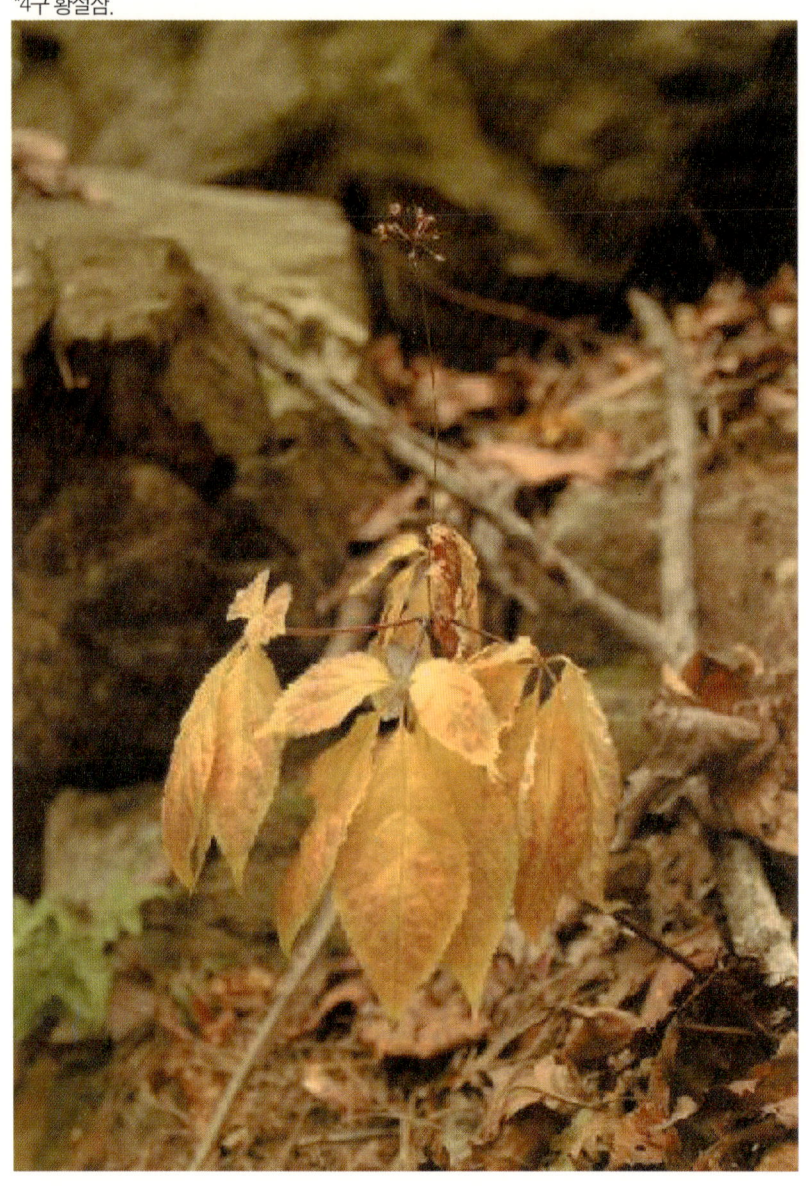

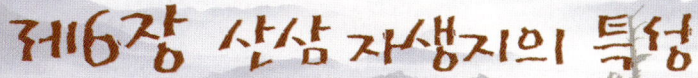

제6장 산삼 자생지의 특성

　　산삼山蔘은 산의 방향, 위치, 고도, 수목, 물과 바람, 햇빛과 온도, 지역 환경, 토질 등에 따라 약효와 향기가 다르지만 무엇보다도 산삼은 배수가 제일 중요하다.

　　산삼의 특성은 다른 식물보다 더 오래 살 수가 있는데, 이것은 물 빠짐이 좋아야 뿌리가 썩지 않고 잘 자라기 때문이다. 부엽토층이 많은 토질은 어릴 때는 비교적 생육도가 높지만, 10년을 넘기지 못하고 뿌리가 썩기 시작하여 오랫동안 살 수가 없다. 부엽토층이 쌓이면 물이 흘러내리는 것을 방해하는 역할을 해서 배수가 원활하지 못하기 때문이다.

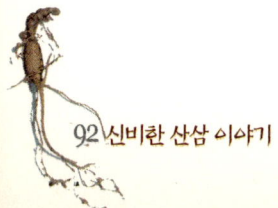

1. 산의 방향

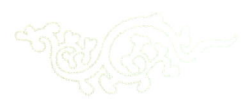

　산삼山蔘은 북위 30~48° 사이, 정상에서 볼 때 동쪽하고 북쪽 45° 방향(동북간)에서 제일 많이(75%) 자생하고, 다른 방향에서도 자생할 수 있지만 조건이 까다로워 생육하기가 극히 적다.

　동북간 방향은 아침에 동쪽에서 비치는 햇빛을 맞이하고, 시원한 동북풍을 받아들이는 곳이다. 산세는 8~15° 정도 경사진 곳이고, 평탄한 곳이라도 배수가 잘 되면 좋다.

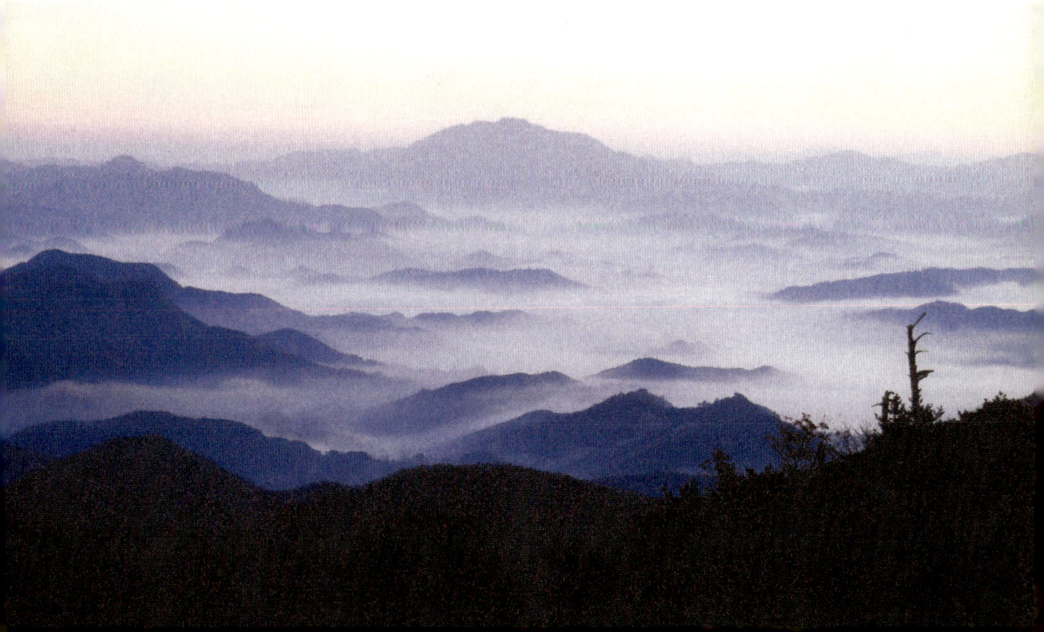

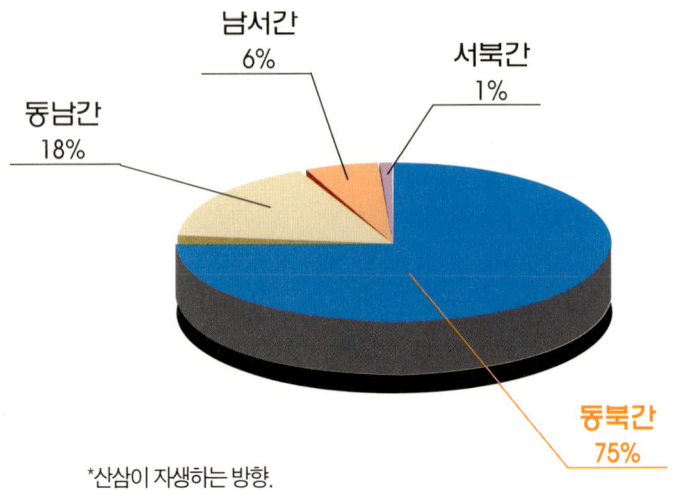

*산삼이 자생하는 방향.

그리고 산삼은 왕성하게 자라나는 7, 8년 정도 기간 동안은 대체적으로 산의 방향이 중요하지만, 연륜이 더해갈수록 산의 방향보다는 수목의 종류, 높이에 더 의존하는 경향이 많다.

2. 수목의 배열

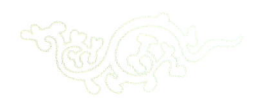

　산삼山蔘은 방향도 중요하지만 나무의 배열도 매우 중요하다.

　침엽수(낙엽송, 소나무, 잣나무, 전나무 등)와 활엽수(떡갈나무, 오동나무, 참나무 등)의 비율이 2 : 3 이고, 또 나무와 나무 사이의 거리는 2~3m가 최고 이상적이다.

　오래된 어미삼(모삼母蔘) 주변에 많은 새끼 묘삼이 자랄 것으로 흔히 생각되지만, 어미삼의 영향권 내 2~3m 범위에서는 잘 서식하지 않는다. 천종으로 갈수록, 그리고 오랜 자연 순화 과정을 거친 산삼일수록 주변에 더욱 강력한 휘산성 방향물질을 살포하고, 주변 토양의 영양분을 흡수하기 때문이다.

　그래서 어린삼(자삼子蔘)도 아랫방향으로 10~20여m 근처나 하부 계곡 아래에 떨어져 자라거나 군락을 이뤄 생존하게 된다.

　또한 어린삼이 스스로 살아가기 어려울 정도의 생장 환경이 부적절한 경우 그 산림내의 환경이 개선될 때까지 휴면 상태로 들어간다.

　산삼이 자생하는 주위의 공생수림으로는 상수리나무, 엄나무, 오갈피나무, 옻나무, 잣나무, 전나무, 피나무 등이 생육에 도움을 준다.
　기피수림은 낙엽송, 버드나무, 뽕나무, 소나무 등이다. 기피수림이라도 산삼이 서식하지 못하는 것이 아니라 생육에 도움이 안돼 자란다 하더라도 점점 활기를 잃어가기 때문에 산삼의 적절한 수종이 아니라는 것이다.

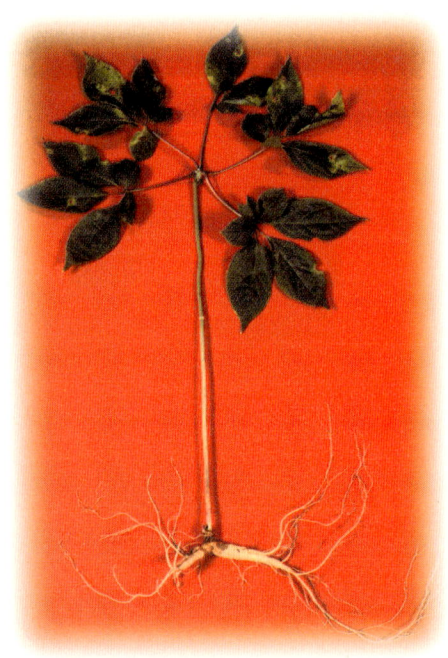

3. 물과 바람

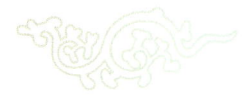

(1) 물

　산삼山蔘은 산의 동북간 방향으로, 계곡에서 항상 물이 흐르면 공중 습도를 일정하게 유지시켜줌으로써 수분 증발에 따르는 현상을 막아주고, 산의 후면에 큰 산이 받쳐주는 경우에는 가물 때 산림이 건조하지 않아 좋은 생육조건이 된다.

　또 멀리 시냇물이 흐르고, 시냇물을 스쳐서 산으로 불어오는 물바람이 와서 닿는 곳이 그야말로 산삼이 살기 좋은 곳이다. 시냇물의 폭이 100m 이상이면 산 정상(7~8부 능선)부근이 되고, 50m 정도면 산허리(4~6부 능선)부근이 되며, 10m 내외이면 산 아래 자락(2~3부 능선)이 산삼이 자생할 수 있는 조건이 되는 것이다.

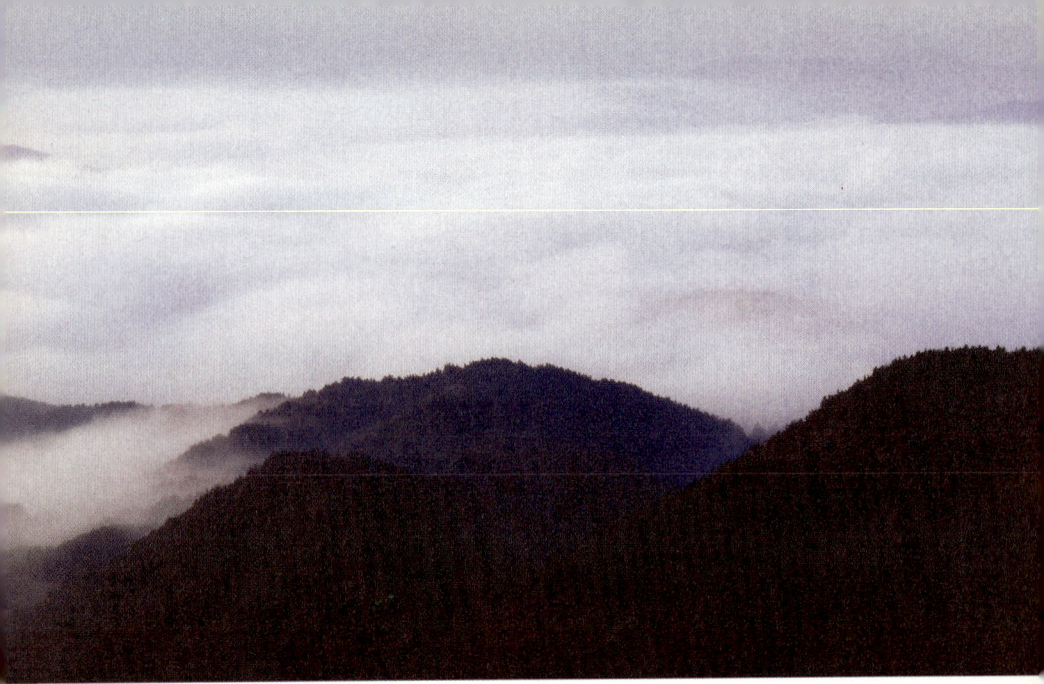

(2) 바람

  바람은 지표의 부엽토층 형성에도 영향을 미쳐 부엽토층이 너무 두텁게 쌓이는 것을 방지하는 역할을 하고, 공중 습도에 영향을 주며, 과습에 의해 뿌리가 썩는 것을 막는다.
  아침이면 바람이 아랫방향에서 위로 불어오고, 오후에는 산의 정상에서 아래로 내려오는 바람이 불어주는 계곡을 낀 지형이면 최적지이다.

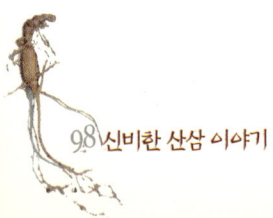

4. 햇빛과 온도

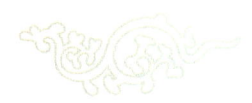

(1) 햇빛

산삼山蔘은 음지성, 호습성 식물이며 10% 정도의 빛만 있으면 탄소동화작용이 이루어진다.

수림으로 광선이 거의 차단된 하늘아래라 하더라도 가끔씩 바람에 의해 잎이 흐트러진 사이사이로 엷은 햇빛이 새어 들어오거나, 다른 나뭇잎 자체에서 반사되는 간접 빛으로도 탄소동화작용이 가능하다.

특히 비스듬히 옆으로 비치는 동쪽의 아침 햇살은 나뭇잎으로 겹겹이 쌓였더라도 수림 속의 사이사이를 뚫고 햇빛이 지표까지 도달하므로 탄소동화작용에 충분하다.

(2) 온도

산삼山蔘은 추위에 잘 견디는 힘이 강하고 내한성이 뛰어나다.

이식을 할 때도 자생지보다 더 춥고 높은 곳으로 이식할 경우, 첫해는 잔뿌리를 모두 떨쳐버리고 몸체를 전반적으로 수축시키면서 새로운 환경에 적응을 하고, 3년째부터는 종전의 건강한 생태로 돌아오면서 잔뿌리를 많이 내려서 자생력을 보여준다.

하지만 낮은 곳으로 이식한 경우에는 처음 2년까지는 생육이 좋으나 3년째부터 서서히 부식해서 4, 5년부터는 대부분 새로운 환경에 적응하지 못하고 자연히 퇴화한다.

5. 토질과 배수

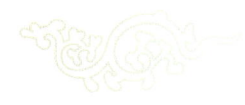

　산삼山蔘은 오래 생명을 유지하는데, 이것은 물 빠짐이 좋아야 잔뿌리가 썩지 않기 때문이며 그래서 배수가 제일 중요하다.
　토양은 흙을 손으로 뭉쳤을 때 잘 뭉쳐지고, 흙을 털면 바로 털어지면서 건조하지도 습하지도 않는 산이 좋다. 비교적 땅 속은 점토가 좋으며 칼륨이 많고, 지표면의 토질은 풍화가 더딘 마사토 토양이 배수가 잘 되기 때문에 산삼 생육의 최적지라고 볼 수 있다.

6. 산삼의 자생지 찾기

♣♣♣ : 활엽수

††† : 침엽수

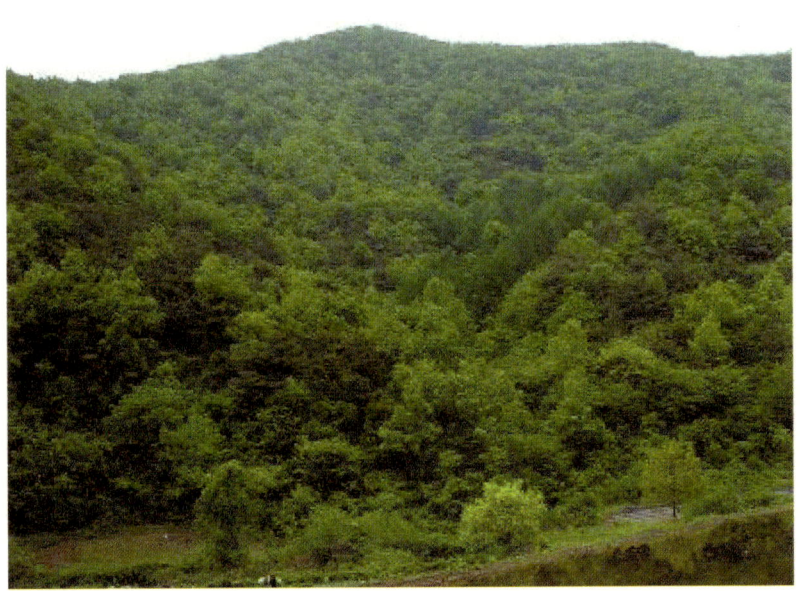

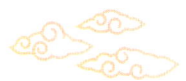

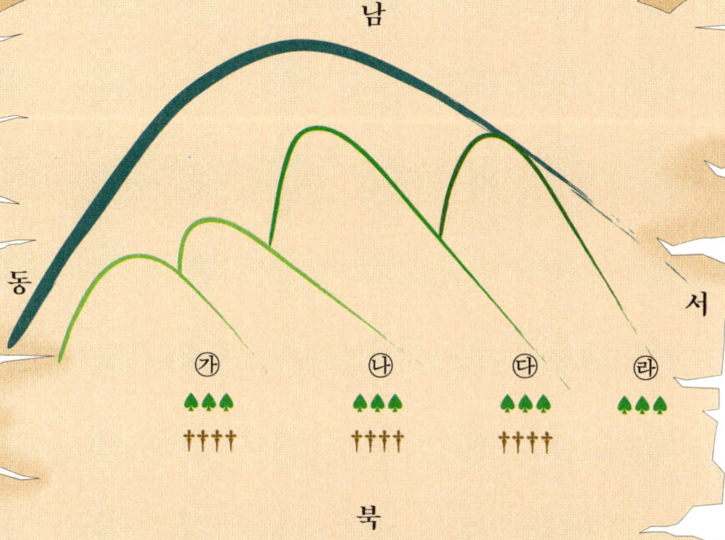

(17 남쪽에 큰 산이 있고, 앞쪽으로 작은 산줄기들이 뻗어 있는데 ㉮, ㉯, ㉰, ㉱ 지역의 산 5~6부 능선에 침엽수림과 활엽수림이 2 : 3의 비율로 알맞게 조성되어 있다. 산 앞에는 시냇물이 흐르고 있어 시원한 물바람이 산 쪽으로 불어온다. 이런 지역의 ㉮, ㉯, ㉰ 곳은 산삼이 자생하기에 매우 좋다.

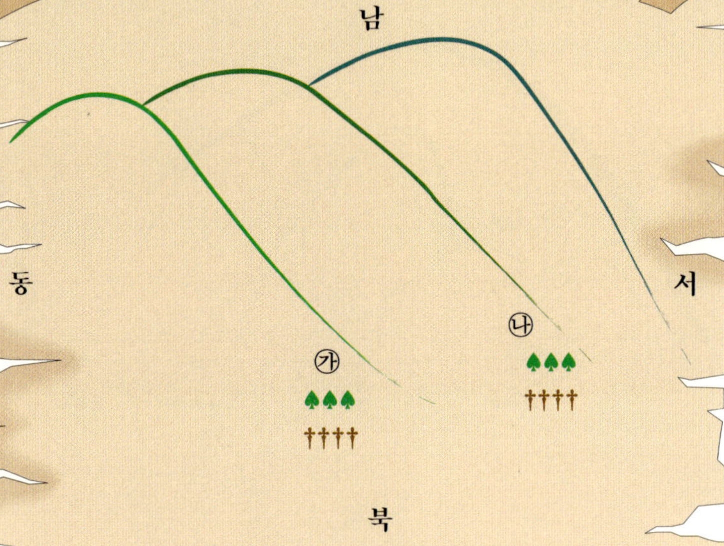

(2) 완만한 산줄기가 북쪽으로 뻗어 있고, 산 아래에 나무의 배열이 좋다. 이런 지역 ㉮, ㉯의 곳은 산삼이 자생하고 있을 가능성이 매우 높다.

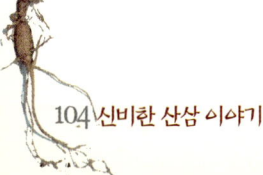

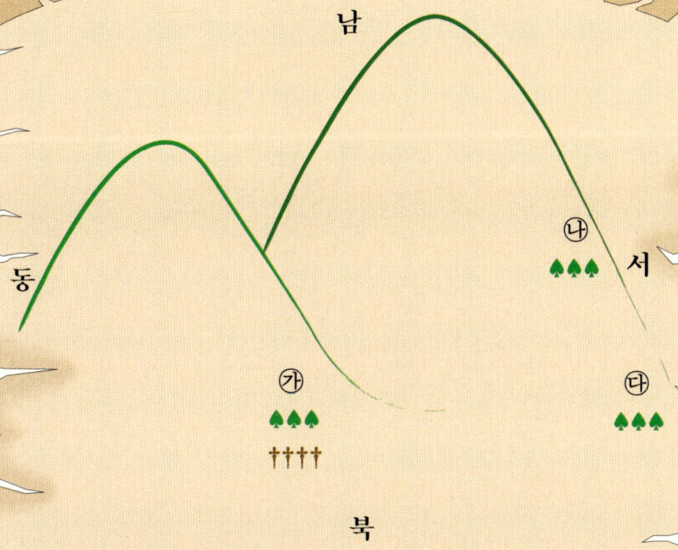

[3] 동쪽에 낮은 산이 있고, 서쪽에 높은 산이 있어 오후의 햇볕을 막아준다. ㉮의 지역은 산삼이 자생할 수 있는 가능성이 있지만 ㉯와 ㉰의 지역은 산삼이 자생하기에 조건이 안 좋다.

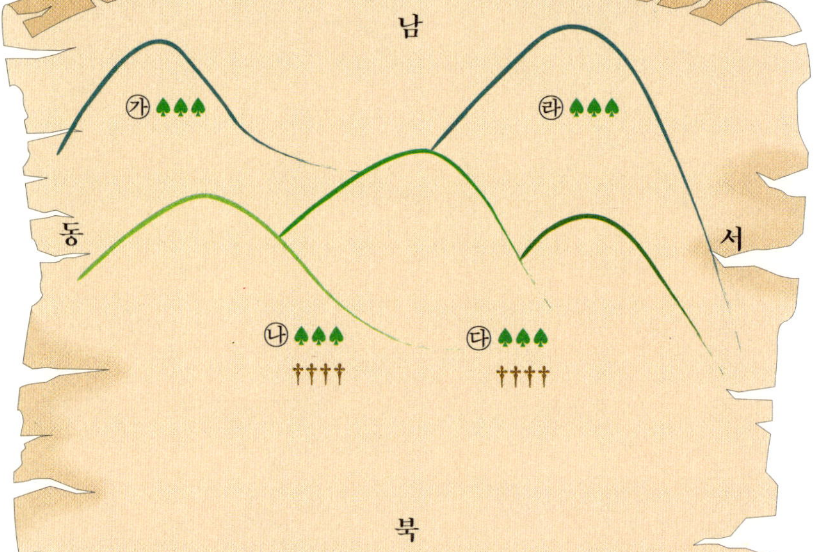

(4) 첩첩 산 중에 있는 산인데, 남쪽과 서쪽에 높은 산이 가로막아 있다. ㉮의 지역과 ㉰의 지역은 산이 높고, ㉯, ㉱의 지역은 산이 완만하다. 이런 경우는 ㉯, ㉱의 지역에 산삼이 자생할 수 있다.

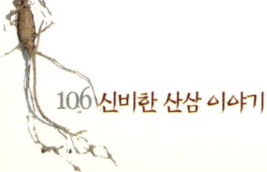

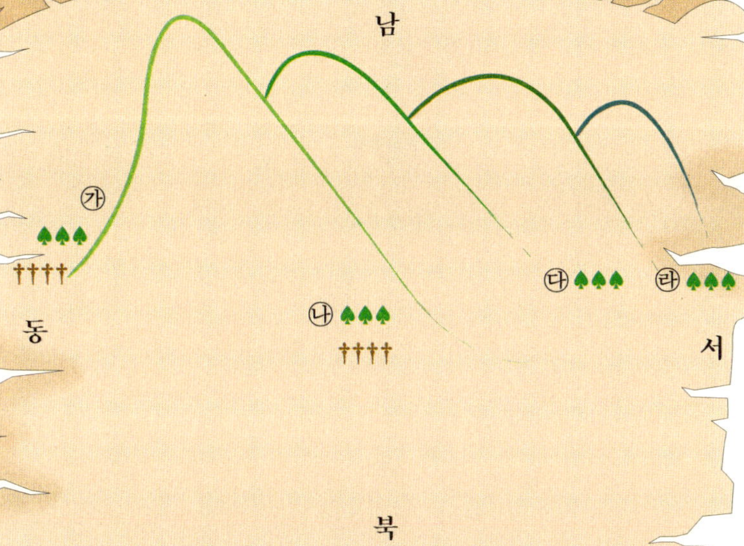

(5) 큰 산의 산줄기가 북쪽으로 길게 뻗어 있고, ㉮의 지역은 동쪽 능선에 위치하고, ㉯의 지역은 동북간에 형성되어 있다. ㉰, ㉱의 지역은 서쪽 능선에 위치하고, 북쪽 벌판 아래쪽에서 시원한 바람이 숲으로 불어오고 있다. 산삼은 ㉮, ㉯의 곳에 자생할 수 있다.

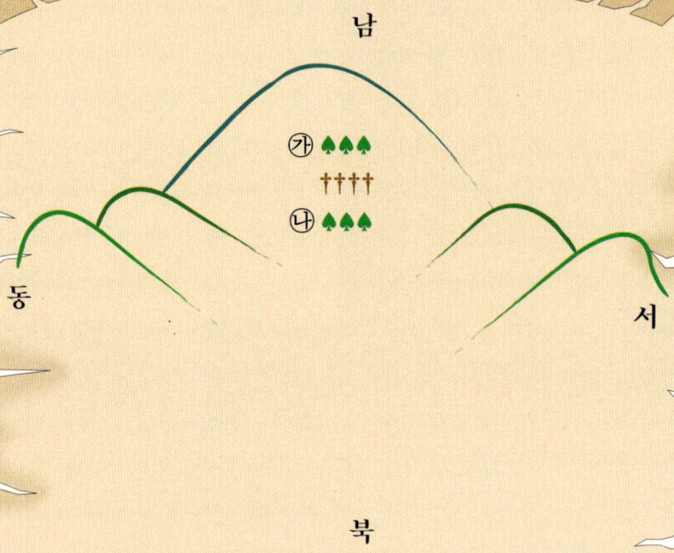

67 산이 삼태기처럼 푹 들어간 곳에 나무가 잘 조성되어 있고 계곡에 물이 흐르며, 산 아래 쪽에서 시원한 바람이 골짜기로 불어온다. 이런 경우는 ㉮의 곳에 산삼이 자생할 수 있다.

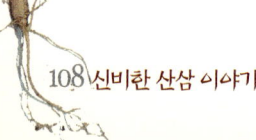

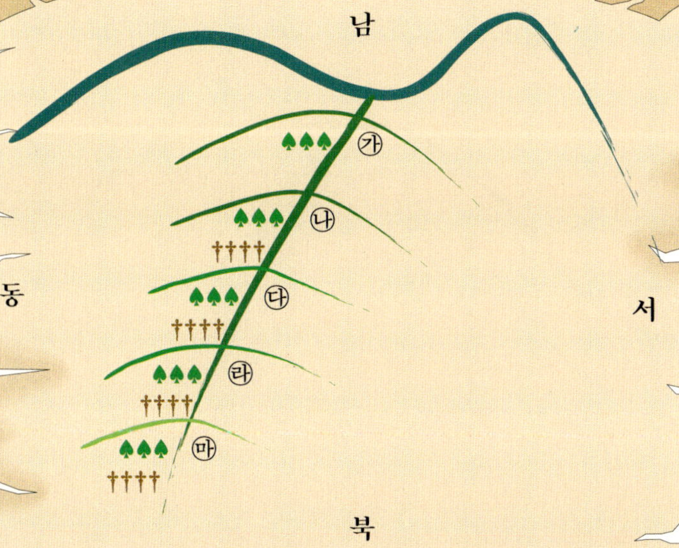

[7] 남쪽과 서쪽에 높은 산이 있고, 높은 산에서 뻗어 나온 산등성이에서 다시 산줄기가 동북쪽과 서북쪽으로 뻗쳐있다. 산 아래로는 큰 시냇물이 흐르고, 시냇가에서 물바람이 불어온다. 이런 지역의 동북쪽 ㉯, ㉰, ㉱, ㉲의 곳에 산삼이 자생할 가능성이 있는 곳이다.

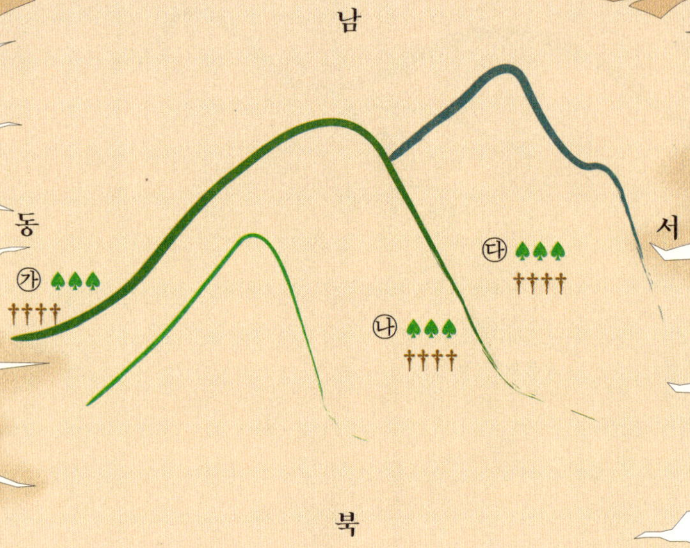

[8] 북쪽으로 난 산 뒤에 ㉮는 동향이고 ㉯, ㉰는 북향이다. 산에는 오래 된 나무들이 많이 있고 숲이 잘 조성되어 있으며, 산 아래에 마을에서 오래 전부터 인삼 재배를 했다. 이런 경우 ㉮, ㉯, ㉰의 지역은 산삼이 자생할 수 있다.

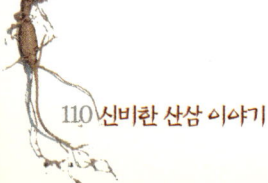

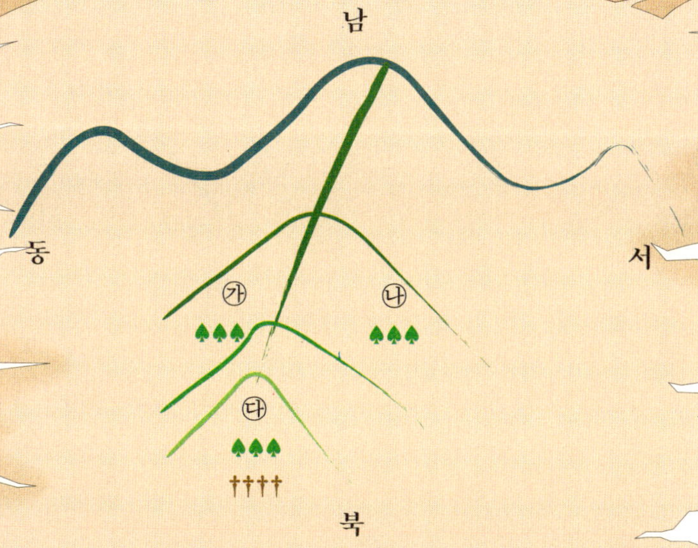

[9] 남쪽에 있는 큰 산에서 북쪽으로 산등성이가 나 있다. 산줄기들은 동쪽과 서쪽으로 뻗어 있는데 ㉠, ㉡의 지역보다 골짜기 계곡이 끝나는 지역 ㉢의 곳에 산삼이 자생하기 쉽다.

제6장 산삼 자생지의 특성 | 111

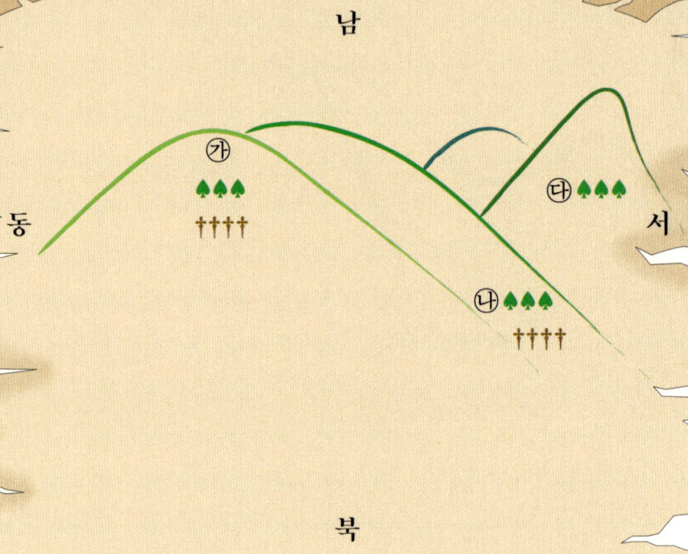

[10] 남쪽 방향의 산들이 북쪽으로 완만하게 뻗어 있고, 서쪽 방향에는 높은 산이 솟아 있다. ㉮의 지역은 동쪽 방향이고, ㉯의 지역은 동북간이며 ㉰의 지역은 서북 방향이다. 산 아래에서 물바람이 불어와 ㉮와 ㉯의 곳에 산삼이 자생하기에 좋은 조건을 갖추고 있다.

제7장 산삼 발견과 캐기

산삼山蔘은 4월 중순경부터 11월 초순경까지 약 7개월간 캘 수가 있다.

산삼이 잘 자생할 수 있는 네 가지 경우를 보면,

첫째는 인삼씨를 파종 후 산사태나 계곡의 홍수 등으로 삼포에서 자라던 씨앗이나 어린삼이 하류 쪽으로 옮겨 야생에서 자라게 된 곳.

둘째는 인삼밭 주변에서 조류들이나 짐승들이 7~8월경부터 빨갛게 익는 인삼 열매를 먹고, 주변 2~4㎞ 정도이내의 범위에서 휴식을 하며, 조금 전에 먹은 인삼의 열매를 배설하게 돼 발아를 하거나, 산짐승들이 겨울 양식을 저장하는 과정에서 낙엽이 쌓이고, 눈이 덮이어, 감추어둔 장소를 찾지 못해 자연적으로 자란 곳.

셋째는 옛날 화전민들은 부업으로 산삼을 캐는 심마니들이었는데, 화전민이 도회지로 떠나면서 산삼의 휴면 특성을 이해 못하고 다시 찾지 않거나 비밀리에 심어놓고는 당사자가 사망하여 제3자가 모르는 곳.

넷째는 오랫동안 깊은 산 속에서 자연적으로 열매가 떨어져서 자생을 하며 후손을 퍼트리는 곳 등등이다.

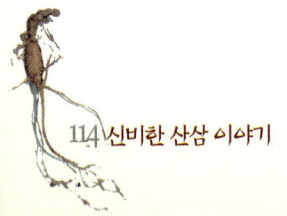

1. 심마니

　심마니는 산삼山蔘을 전문적으로 채집하는 사람을 보통 일컫는 말인데, 심메마니라고도 한다. 심메마니란 '심'은 삼, '메'는 산, '마니'는 사람을 뜻하는데 산삼을 캐는 심마니들의 은어이다.

　심마니들은 신비한 산삼을 캐기 위해서는 산신의 도움 없이는 산삼을 캘 수가 없다고 생각한다. 그래서 심마니들은 산신령으로부터 좋은 꿈을 점지받기 위해 일찍 잠을 청한다. 잠자리에 들 때에는 옛날 산삼을 캔 일이 있는 구광 쪽으로 머리를 두고 잔다.

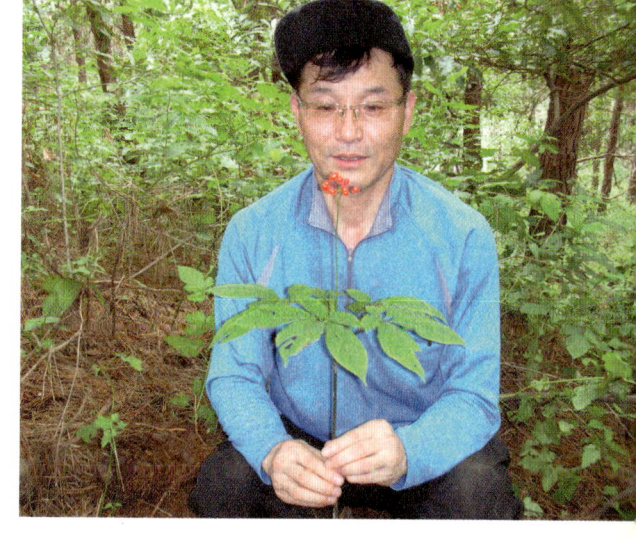

*심마니의 채삼.

2. 산행 준비

　산삼山蔘을 캐기 위한 산행은 등산객들의 산행과는 사뭇 다르다.
　산에는 사나운 짐승(맹수)과 독사, 모기나 벌 떼 등과 같은 동물이 많고 등산로가 아닌 곳으로 다녀야 하기 때문에 갑자기 나타나는 절벽과 낭떠러지기 등 항상 채심자의 위험이 도사리고 있다. 개인 누구나가 안전사고와 위험이 닥쳤을 때, 당황하지 말고 마음의 여유를 가지고 슬기롭게 대처하고 행동해야 한다.
　그리고 산행하기 전에 만날 장소와 하산 시간을 미리 동행인들과 약속을 하고 항상 두 사람 이상이 조를 짜고 다니며 자기의 안전을 위하여 서로 신호를 주고받거나, 워키토키로 연락을 취하여 길을 잃지 않도록 신경을 써야 한다.

(1) 산행 기초 지식

① 길을 잃었을 때

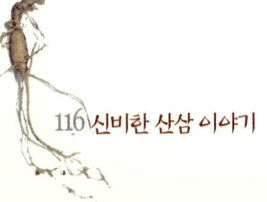

채삼을 하려고 깊은 산중에 산행하다 보면 동행인과 떨어져 가끔 길을 잃을 때가 있다. 인적이 없고, 사람들이 다니지 않아 등산로가 뚜렷하지 않기 때문이다.

만일 길을 잃었을 때는 절대 당황하지 말고 침착하게 동행인과 연락을 취하며, 자기가 왔던 길을 되돌아가는 것이 제일 찾기 쉽다. 산을 오를 때는 능선을 타고, 내려올 때는 계곡을 따라 가면 계곡이 밑에서 합쳐지므로 최초 출발지를 만날 수 있다. 그래도 헷갈리는 경우가 많은데, 주위의 숙지할 나무나 지형을 잘 익혀두고, 나뭇가지 등을 꺾어 현 위치를 표시하면서 진행한다.

② 방향을 찾을 때

울창한 숲 속에서는 해가 비치지 않아 방향을 잃기 쉽다. 나침반이나 GPS를 이용하면 쉽게 방향을 찾을 수 있지만 만일 준비하지 못한 경우에는 나무의 나이테가 넓은 쪽이나, 나뭇가지가 많이 뻗은 쪽이 남쪽 방향이다. 또 큰 나무를 살펴 이끼가 많이 붙어 있는 쪽이 북쪽이 된다.

③ 기상 변화

산은 계절과 날씨에 따라 변화가 많다. 바람이 몹시 불거나, 비가 오면 산행을 중지하여야 한다. 비가 계속 오면 첫째, 앞이 잘 안보여 행동이 자유롭지 못하고 둘째, 산길이 매우 미끄러우며 셋째, 계곡의 물이 금방 불어나기 때문에 위험 요소가 대단히 많아진다.

또 기온이 급격히 떨어져 체온 저하로 인하여 동사凍死할 수가 있다.

(2) 옷차림

① 복장

보통 등산복 차림이면 좋다. 너무 원색적이거나 화려하지 않게 하고 겉에는 조끼를 입는다.

복장이 화려하면 새들이나 동물이 산란기나 새끼를 기를 때는 무척 경계를 하며 울어대고, 모기나 벌 떼도 많이 달려 들 수가 있다.

② 신발

반드시 두꺼운 양말에 방수가 잘 되는 등산화를 신는다.

또 등산용 스타킹이나 각반脚絆을 항상 착용해서 뱀에게 물리지 않도록 해야 한다. 요즘은 긴 장화를 많이 신는다.

③ 모자

수풀을 헤집고 다니기 때문에 얼굴이나 머리를 거미줄이나 나뭇가지에 찔릴 위험이 있어 모자를 항상 쓰고 다닌다. 모자는 갑자기 부는 바람에 날아갈지 모르니 반드시 끈 달린 모자가 좋다.

④ 배낭

도시락이나 물, 기타 필요한 도구 등은 당장 사용하거나 쓰지 않기 때문에 몸에 지니기 불편하다. 그런 물품들은 배낭에다 넣고 다니면 자유롭게 움직일 수가 있다.

⑤ 등산용 지팡이

수풀을 헤집거나 비탈을 오를 때, 지팡이를 이용하면 편안하다.

또 뱀이나 짐승을 위협하거나 물리칠 때도 무기로 쓸 수 있고, 곡괭

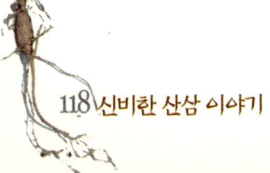

이 대신 산삼을 캘 때도 사용할 수 있다.

(3) 준비물

① 곡괭이

산삼이나 약초를 캐기 위하여 땅을 파는데 꼭 필요한 도구다.

② 등산용 칼

산행을 하다보면 칼이 아주 필요하다. 등산용 칼에는 여러 가지 간단한 도구가 있어 비상시에 쓸 수 있게 준비해야 한다.

③ 장갑

가시나무나 수풀을 헤집을 때, 또는 나뭇가지를 잡고 산을 오르거나 땅을 짚을 때에 손을 보호해야 하기 때문에 필요하다.

④ 비닐우의

산행 중 날씨가 변하여 비가 오게 되면 비를 안맞아 몸을 보호할 수 있지만 비를 맞으면 몸에 체온이 내려가 갑자기 몸이 아플 수 있다.

비를 맞지 않기 위해서는 우의를 비상으로 가지고 다녀야 하며, 또 갈아입을 내의와 겉옷을 여별로 준비해야 한다.

(4) 기타 준비물

① 나침반이나 GPS

나침반이 항상 남북을 가리키는 특성을 이용해 산의 방향을 보거나

GPS로 좌표를 찍어 산행하다 길을 잃었을 때 사용할 수 있다.

② 워키토키

깊은 산 속에서는 핸드폰이 잘 안 되거나 능선 하나만 넘으면 동행자의 소리가 들리지 않는다. 이때 워키토키를 사용해서 서로 연락을 취해야 한다.

③ 디지털 카메라

산삼을 발견하면 사진을 찍고, 산삼을 캐고나서 캔 자리에 산삼을 놓고 사진을 찍으면 기록이 될 수 있다.

④ 망원경

최초 출발지의 민가나 동네이름, 특이한 지형지물을 기억하고 산행하다 멀리 떨어졌을 때 찾을 수가 있다.

또 산의 산세나 산삼이 있을 것 같은 자생지를 볼 때 필요하다.

⑤ 톱

산삼을 캘 때 주위의 나무를 베거나 잔 나무뿌리를 자를 때 사용한다.

⑥ 물

산행을 하면 땀을 많이 흘려 수분을 보충하고, 갈증을 해소해야 하기 때문에 물은 언제나 충분히 있어야 한다.

⑦ 사이다나 음료수

뱀이나 벌에 물렸을 때 응급조치할 수 있고, 물대신 마실 수 있다.

⑧ 비상 구급약

물파스, 일회용 밴드, 붕대, 소화제, 에프 킬라, 벌 쏘였을 때 먹는 약 등이다.

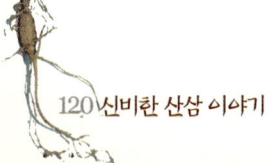

3. 입산 절차

입산할 때는 먼저 돌로 단을 쌓고 산신령山神靈에게 입산제入山祭를 지내고, 아침이나 저녁에 산신제山神祭를 올린다.

산신제는 옹달샘이나 고목나무, 큰 바위 아래에서 지내며 좋은 산삼山蔘의 발견과 무사귀환을 비는 기원제의 성격을 가진다.

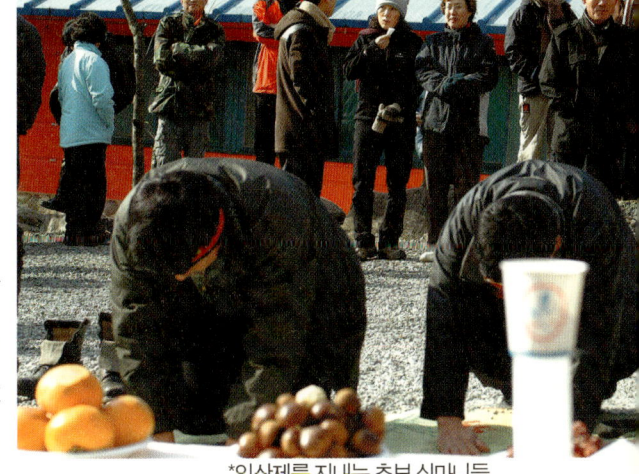

*입산제를 지내는 초보 심마니들.

그러고 나서 비바람을 막아주고, 짐승의 습격을 피하기 위해 나뭇가지를 엮어서 모둠이라 하는 움막집을 짓는다.

오늘날은 입산제의 격식만 갖추고 간단히 지내며, 교통수단의 발달로 당일치기로 산행하는 경우가 많다.

4. 산삼 발견

산삼山蔘은 산의 정기를 받아 신령스런 약효를 간직하고 있다고 모두들 알고 있다.

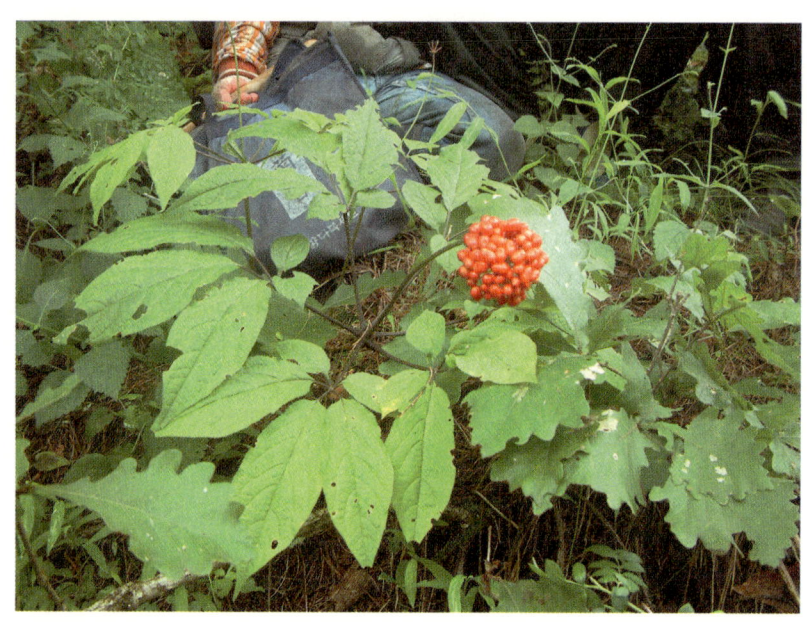

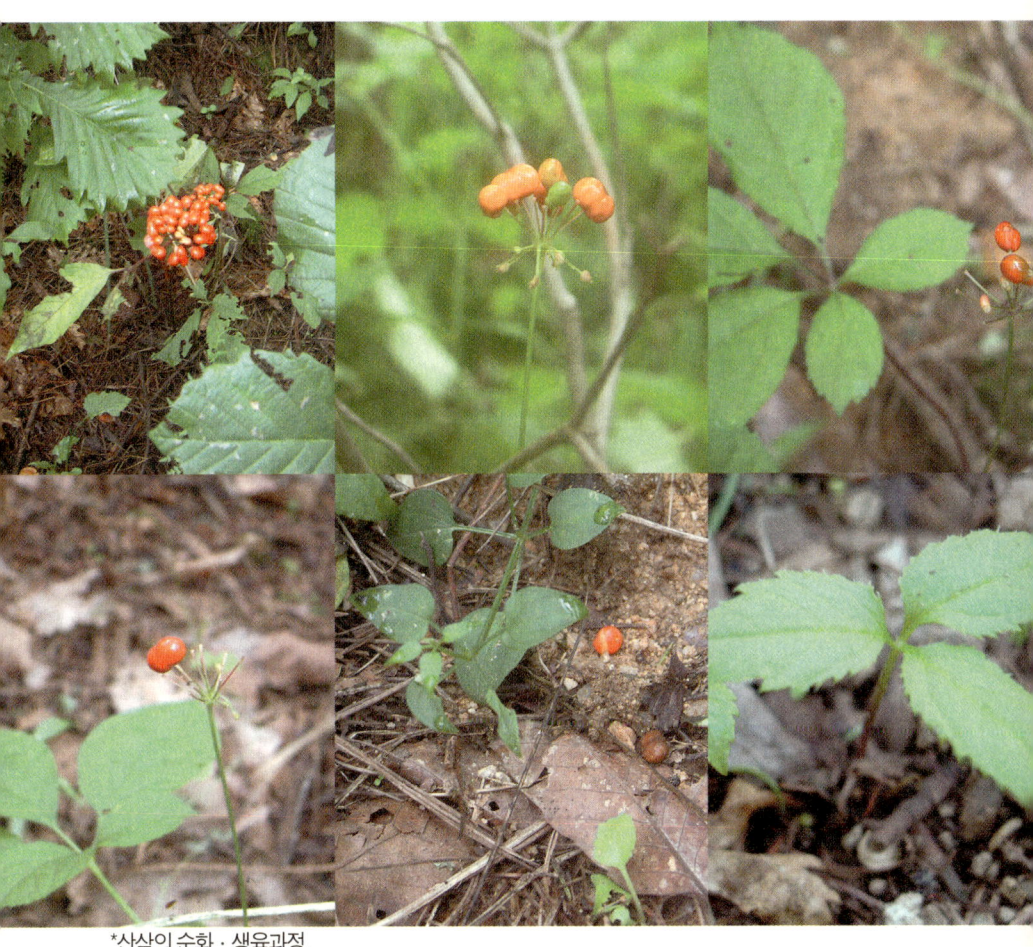

*산삼의 순화 · 생육과정.

　산삼은 심산유곡에 꼭 있는 것만 아니라 과거에 인삼 농사 경력이 있는 지역 부근이며, 산삼은 산삼의 열매가 되었든 인삼의 열매가 되었든 삼씨가 떨어지는 곳에 있기 때문이다.

　산삼을 발견하기 위해서는 먼저 철저한 정찰과 치밀한 계획이 있어야 한다. 그리고 산행 목적지가 결정되면 마음의 정돈과 집중력이 필요하다. 단번에 일확천금을 꿈꾸며 허황된 생각에 젖어 있거나 요행수를 바라면 산삼을 볼 수가 없다. 항상 천천히 발걸음을 옮겨 가면서 동행인과 지형을 나눠 세심히 잘 살펴보아야 한다.

산삼이 잘 자생할 수 있는 네 가지 경우를 보면,
첫째는 인삼씨를 파종 후 산사태나 계곡의 홍수 등으로 삼포에서 자라던 씨앗이나 어린삼이 하류 쪽으로 옮겨 야생에서 자라게 된 곳.
둘째는 인삼밭 주변에서 조류들이나 짐승들이 7~8월경부터 빨갛게 익는 인삼 열매를 먹고, 주변 2~4㎞ 정도이내의 범위에서 휴식을 하

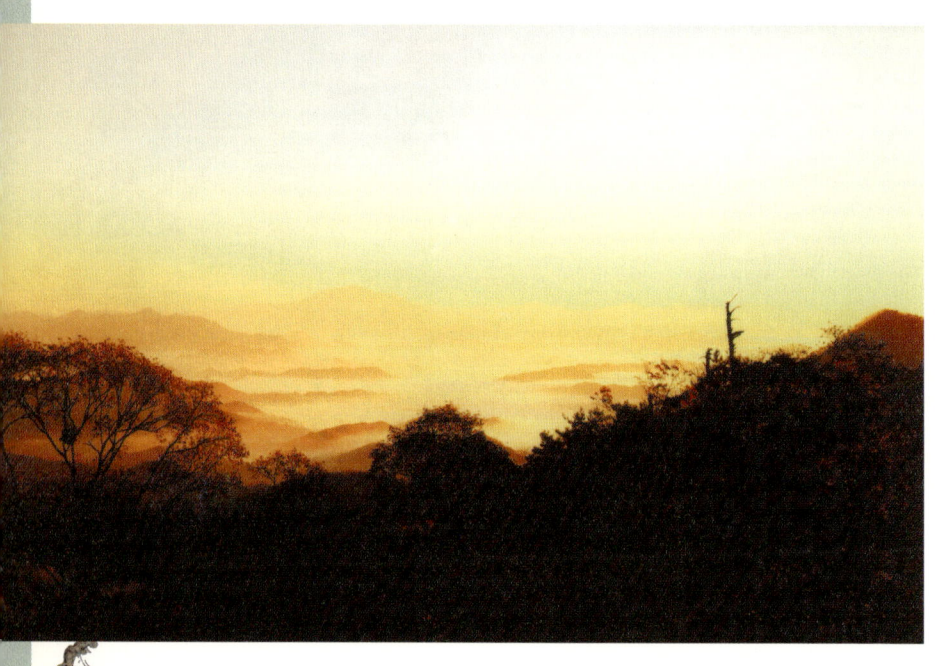

며, 조금 전에 먹은 인삼의 열매를 배설하게 돼 발아를 하거나, 산짐승들이 겨울 양식을 저장하는 과정에서 낙엽이 쌓이고, 눈이 덮이어, 감추어둔 장소를 찾지 못해 자연적으로 자란 곳.

셋째는 옛날 화전민들은 부업으로 산삼을 캐는 심마니들이었는데, 화전민이 도회지로 떠나면서 산삼의 휴면 특성을 이해 못하고 다시 찾지 않거나 비밀리에 심어놓고는 당사자가 사망하여 제3자가 모르는 곳.

넷째는 오랫동안 깊은 산 속에서 자연적으로 열매가 떨어져서 자생을 하며 후손을 퍼트리는 곳 등등 이다.

이 중에서도 제일 발견 확률이 좋은 곳은 삼의 열매를 조류가 먹고, 산새가 날아가서 그리 멀지 않은 인가 뒷산이나 화전민이 살던 터 부근에서 쉬기에 불편함이 없는 장소에다 배설을 하여 발아하는데, 그런 곳이 산삼이 번식하기에 아주 좋기 때문이다.

특히 산삼은 잣나무 숲에서 군락을 이루어 집단 서식하는 경우가 많으며, 큰 삼은 깊은 산 속의 잡풀이 자라지 못하고 훤하게 펼쳐진 산비탈에서 잘 발견 된다. 물론 깊은 산 속에서 자생하고 있는 산삼의 열매가 떨어져서 오랫동안 자생하면 소위 천종天鍾이라는 산삼이 되지만 현재는 거의 찾을 수 없다고 보면 된다.

5. 산삼 캐기

    산삼山蔘을 발견하면 "심봤다!"를 세 번 외쳐 주위의 동행자에게 알리고 나서 먼저 최초 발견한 산삼을 표시하고, 주변 근처를 탐색하면서 다른 산삼이 있나 잘 살펴보아야 한다.
    산삼은 자란 곳이 토사 유출이나 바람 등에 의해 그 씨앗이 하류 쪽으로 흘러내려가서 군집현상을 이룰 수가 있으며, 산삼을 채굴할 때 잔뿌리를 모두 떨쳐버리고 몸체만 달랑 남아 있는 휴면삼을 채굴 중에도 발견할 수 있으므로 조심스럽게 주변 흙을 살펴야 한다. 또 산삼이 발견된 위쪽으로는 그 어미삼이 있을 가능성이 있기 때문에 수십m 이상의 상부 쪽에도 잘 찾아봐야 한다.
    산삼을 캘 때에는 먼저 산신령께 절을 세 번하고 나서, 경건한 마음으로 아주 신중하게 천천히 캐야 한다.
    삼잎이 퍼져 있는 둘레보다도 더 넓게 곡괭이로 자리를 잡고 살살 파내려가며, 아래쪽에서 위쪽을 향해 추켜올리는 것같이 채굴해야 몸통과 잔뿌리에 손상이 없다.

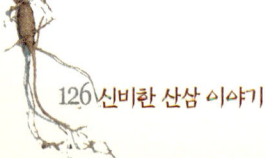

6. 산삼의 분배 방법

심마니들이 채삼 활동을 통해 채취한 산삼山蔘을 공동 소유로 할 것인지, 최초 발견자의 몫으로 할 것인지는 사전에 어인마니가 의견을 종합하여 결정하는데 두 가지 방법이 있다.

(1) 원앙메

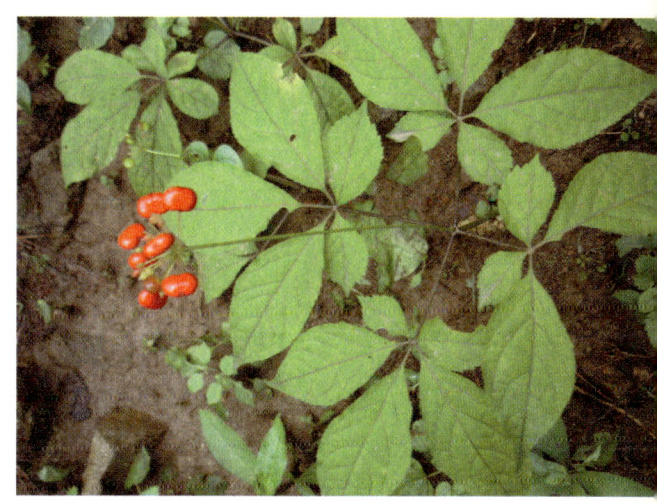

산삼을 발견한 심마니와 동행한 일행이 공동으로 채굴, 관리, 판매, 분배하는 것이다.

(2) 독메

산삼 발견자의 단독

소유 방식이다.

독메의 경우 최초 발견한 산삼의 주위 근처에 자생하고 있는 산삼 군락을 어떻게 처리해야 하는가는 심마니의 오랜 관습과 관행에 따른다.

최초의 발견자가 "심봤다!"를 세 번 외치면 동행자는 모든 동작을 멈춘 채 그 자리에 정지해야 한다. 산삼은 그 씨앗이 퍼져 많은 경우에는 수십m씩 군락을 이루기도 해서, 다른 동행자가 주위에서 산삼을 발견한 경우에도 최초 발견한 심마니에게 주변 일대의 산삼 독점권이 주어진다.

따라서 주변 산삼에 대한 표시와 탐색이 끝난 뒤 "심메 보시오(산삼을 캐시오)!"라는 한마디가 있어야 다른 동행자가 움직일 수 있고, 그때 비로소 표시되지 않은 산삼을 찾아 자기 몫으로 캘 수가 있다.

따라서 산삼이 발견된 곳은 언젠가 또 돋아날 산삼이 기다리기 때문에 자기가 몇 년 동안 관리하기도 한다.

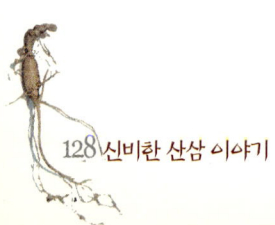

7. 산삼 체험 산행기

❀ 심마니가 일러 준 산삼 밭

배테랑(서울시 용산구 용문동)

산이 좋아 주말이면 전국 산을 등산하지만, 등산을 하면서 산야초와 산삼을 우연한 기회에 배우게 되었다. 좀 더 깊이 있고 실전 경험을 쌓으려고 산삼과 산야초 관련 동호회도 가입을 해서 매 주일 마다 동호회를 따라다니며 산지의 특징과 산삼의 자생지를 나름대로 공부를 했다.

그러던 어느 날, 내게 실전 경험을 쌓을 수 있는 기회가 주어졌다. 잘 아는 강원도 심마니가 같이 IJ로 산행하러 가자고 연락이 와서 새벽 5시에 서울을 떠났다.

경춘가도를 신나게 달려가니 춘천댐 부근에 안개가 사욱하게 끼어 있어 앞이 잘 안 보인다. 안개지역을 지나 편도 1차로의 길로 접어들어 1시간쯤 달려가서 심마니와 만나 오늘의 산행지에 도착했다.

산 위를 쳐다보니 첩첩 산중이다. 강원도는 산이 많은 것을 알고 있지만 온통 주위가 산뿐이다. 계곡 쪽엔 아직 어둠이 걷치지 않아 조금 산행하다 해가 뜨면 밝아진다고 한다. 간단히 싸가지고 간 과일과 술로 산신령께 입산제를 치르고 나서, 심마니가 "심은 이 산의 양쪽 골짜기를 따라 동북간 방향으로 잘 살피고 올라가면 있을 확률이 많다."고 한다.

나는 '처음으로 산삼을 캔다.'는 기쁨과 내가 공부한 산삼이 눈에 아른거려 가쁜 숨을 몰아쉬며 산등성이를 오르락내리락 하면서 심마니의 꽁무니만 졸졸 따라 다녔다. 어느 7, 8부 능선에 오르니 심마니가 "심봤다!"를 외치고 절을 하면서, "이것이 산삼!"이라고 말한다. 그 때 4구 산삼을 실제로 본 순간 뭔가 홀린 듯한 기분과 황홀한 가슴은 지금도 잊혀지지 않는다. 풀과 다른…… 우아한 자태로 산삼은 의젓하게 서 있었다.

심마니가 산삼을 돋우고 나서 자기는 어미삼을 찾으러 상부 쪽으로 가 볼 테니, 나보고는 하부 쪽으로 가라고 한다. 하부로 내려가면서 눈을 크게 뜨고 지그재그 방향으로 내려가는데, 약간 비탈진 기슭에 내가 지금까지 사진으로만 봤던 산삼이 나타났다. 산삼 앞에 지팡이를 꼽고 산신령께 절을 하고 나니, 여기저기 주위에 산삼이 막 눈에 띄는데 다 찾아보니 모두 10뿌리다. 처음 만난 산삼 밭을 봐서 평생 이 기분을 말로 표현할 수 없을 것 같다.

더욱 나를 기쁘게 한 것은 심마니가 오늘 내가 봤던 산삼은 다 가지

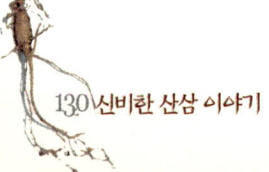

고 가서, 가족들과 이웃의 아픈 사람들에게 나누어 먹으라고 한다. 그 귀한 산삼을 한 뿌리도 아니고 10뿌리를……. 산삼을 옆자리에 두고 운전을 하니 자꾸 눈이 산삼에게로 가고, 산삼을 가지고 집에 오는 길이 왜 그렇게 멀게 느껴지는지…….

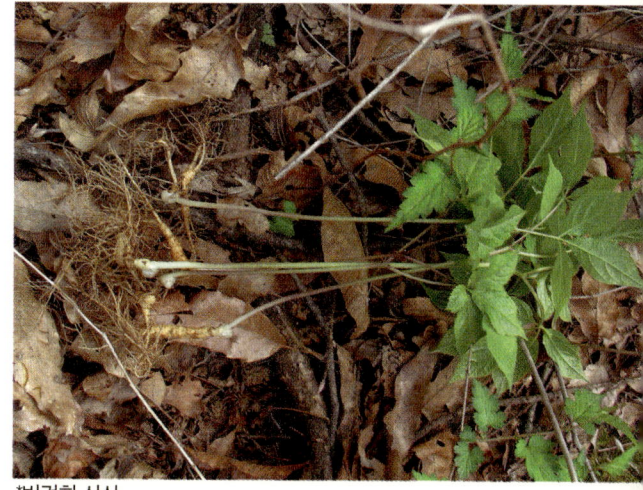
*발견한 산삼.

그리고 난 후, 근무할 때나 잠을 잘 때도 그 우아한 산삼 모습이 눈에 선해 그 기억을 멀리 한데는 굉장한 시간이 흐른 뒤 이었다. 초보 심마니 여러분들도 꾸준히 공부하면서 기회가 주어지면 언젠가는 산삼을 캘 수가 있으리라 생각한다.

❦ 3구 산삼이 많은 소백산 자락

한재영(서울시 강동구 둔촌동)

　새벽부터 일찍이 4명이서 중부→영동→중앙고속도로를 달려 YC에 도착했다. 어제 연락한 현지 안내자가 배웅을 나와 다시 갤로퍼를 타고 백두대간 기점인 정상에서 옥녀봉 코스로 산행하면서 자기가 예전에 캤던 기슭부터 산을 뒤지기로 했다.
　소백산은 몇 해 전 인삼 축제 때 헬기로 인삼씨를 뿌려 코스만 잘 밟으면 떼 밭을 만날 수 있는 곳이다. 하부 쪽에서 시원한 바람이 불어오고, 산 계곡 쪽으로 발을 옮기자 오미자 넝쿨에 오미자 열매를 빨갛게 드러내며 주렁주렁 매달려있다. 오미자도 귀한 약제이지만 오늘은 멀리 산행한 대가로 산삼 외에는 눈을 돌리지 않기로 마음먹었다.
　5명이서 가파른 산자락을 오르락내리락 거리며 서로 거리를 유지하면서 앞으로 나아가는데, 계속 너덜겅(돌이 많이 흩어져 덮인 비탈) 지대다. 한참 가다가 보니 완만한 경사에 아름드리 참나무들이 듬성듬성 있고 소나무들도 보인다. 왠지 이 곳은 산삼이 있을 것 같은 예감이 들어 일행이 지나가고 난 다음 뒤돌아보니 저 멀리 빨간 색의 빛깔이 작은 나무 사이로 보일 듯 말듯 한다. 걸음을 재촉해 가보니 천남성 열매다.
　다시 일행을 뒤쫓으려고 옆으로 질러 가다보니 조금 언덕진 곳에 천남성보다 작은 빨간 색의 열매가 보여 가까이 가서 보니 산삼이다. 3구 5엽짜리 4뿌리가 옹기종기 모여 서로 키 재기를 하듯 우아한 자태

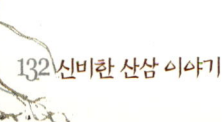

를 뽐내고 있다. 앞서간 일행한테 "심봤다!" 라고 소리를 지르니 금세 모여든다.

4뿌리를 돋우고 나서, 일행은 그 주위를 원형을 돌면서 다시 차근차근하게 찾아보기로 했지만 주위에는 발자국이 너무 많이 나 있고, 최근에 다녀간 흔적뿐이다. 시간이 많이 남았지만 오늘은 이것으로 만족하고 하산하기로 했다. 산을 내려오니 산 아래로는 밭이 있고, 그 너머 도로가 지나가고, 도로 옆에는 논들이 이어져 있다. 오전에 올라갈 때는 오로지 산삼 생각으로 자연의 경치를 볼 기회가 없었는데……. 마을 어귀에 다다르자 길가에 산 복숭아가 주렁주렁 매달려 있어, 각자 한 봉지씩 따 가지고 엑기스를 담기로 했다.

오늘의 수확한 산삼 4뿌리를 원앙메 하려고 하니 한 뿌리가 모자란다. 우리의 처지를 안 안내자가 "자기는 금년에 많이 캐서 상관없으니 서로 한 뿌리씩 나눠가져요." 라고 한다.

지금까지 동행인들이 캐는 산삼만 구경하면서 '나도 언젠가는 산삼을 캐겠지?' 하는 마음으로 열심히 산행했있는데, 오늘 4뿌리를 캐서 너무 기쁨 마음을 추스를 수가 없다.

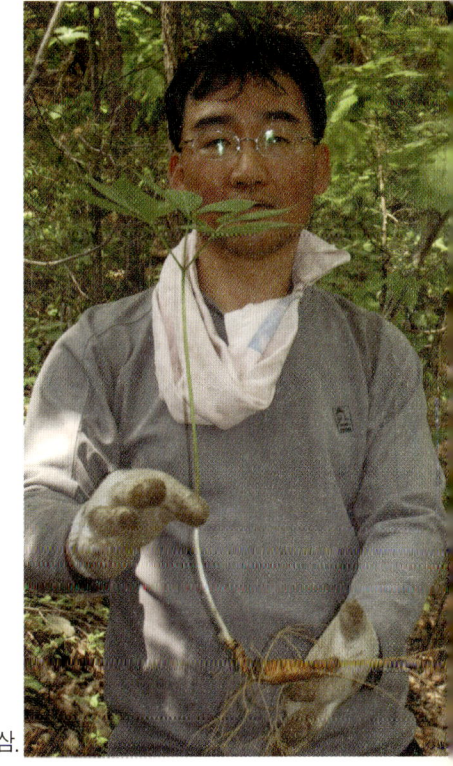

*발견한 3구 산삼.

❀ 친구 따라 산행 갔다가 우연히 산삼의 만남

김병찬(서울시 중랑구 면목동)

2003년 6월인가, 7월인가 기억이 정확하지 않지만 바로 그쯤일 때 친구에게서 전화가 왔다.

"뭔디 자슥 뭐허냐? 산삼이나 캐러가자."

뜬금없이 내뱉는 말에 잠시 대꾸를 하지 못하고 있는데,

"갈기가, 말기가……? 으이~"

특유의 경상도 말투로 또 급하게 재촉을 한다.

'아아, 이노무 자식이 등산을 가고 싶은 모양이구나!' 이렇게 단정하고는,

"그랴 그러지 뭐……. 근디 어느 산으로 간다냐?" 라고 물으니,

대전 대둔산 근교란다. 아니 대둔산이면 대둔산이지 근교는 또 뭔가? 아직까지 나는 상황파악이 안 되고 있는 것이다. 대둔산 근교로 등산을 간다, 근처에 또 무슨 산이 있지? 하고 혼자 생각을 했다.

"우쨋든 낼모레 우리 집으로 내리 온나."

하고는 전화를 끊는다.

그 친구와 약속한 토요일이다.

"임마야, 어느 산으로 가냐?"

내가 물으니,

"내도 모린다. 카페지기만 아는 기라?"

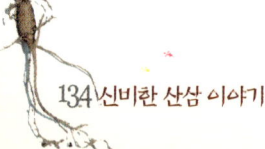

"잉! 카페지기. 그러면 우리 둘이 등산가는 게 아닌 갑네?"

"글치 내가 뭐라하드나. 산삼 캐러 간다, 안했나. 카페 회원들하고 오늘 정모 하는 날 인기라?"

"정모?"

아이고 머리가 복잡해지고 상황 파악이 안 된다.

친구와 동호회원들이 모이는 장소로 가보니, 아니 뭐가 좀 이상하다. 차림들이 등산하는 복장이긴 한데 한여름에 긴팔 소매를 하고 있었고, 배낭들이 유난히 큰 것을 매고 있으며, 튼튼한 등산화에 게다가 발목에는 두꺼운 가죽으로 된 각반(스패치)을 차고 있었다. 모자는 대부분 벙거지에다가 가관인 것은 저마다 괭이를 한 자루씩 들고 있었는데, 생긴 모양과 종류가 제 각각 희한한 종류대로인 것이다. 마치 중무장한 병사를 연상시키는 복장들이다. 또 모인사람들의 연령대가 언뜻 보아도 대부분 30대 중반을 넘어선 사람들인데, 나이편차가 무척 심하게 느껴졌다. 아니 이게 뭐하자는 퍼포먼스란 말인가, 대체 이게 뭐여? 나는 혼란스럽기 그지없었다.

거기에 비해서 나의 상황은 어떤가!

맨싸 프로스펙스 시장표 운동화에 그냥 입고 다니는 헐렁한 반팔터 셔츠이다. 모자는 없고, 스패츠도 없고, 괭이…… 크흑~ 없다. 가지고 온 가방엔 달랑 초코파이 두 개와 물 한 병이 전부다. 멤버들의 초호화 판 무장에 비해서 초라하기 그지없는 나의 복장은 패산병이나 붙잡힌 포로에 다름없었다.

"아니 그렇게 하고 왔소?"

누군가 나에게 말을 건네며 묻는다.

"예."

"그렇게 하고 다니면 산행이 무쟈게 힘들 텐디. 그런 복장으로 어떻게 덤불을 헤치고 다니것어유?"

라고 말하며 혀를 끌끌 차는데, 나를 조롱하는 것 같았다.

"덤불을 헤치고 다녀요?"

이쯤 되면 상황파악이 끝나야 되는데, 나는 아직도 그렇지 못하고 있는 것이다.

그냥 친구와 둘이서 야트막한 야산에 산보 겸 등산을 하는 것으로 생각해서 위와 같은 행색을 했던 것이고, 지금 이 사람들은 그야말로 등산로가 아닌 숲 속으로 헤집고 다니며 산삼을 캐려는 목적으로 중무장을 하고 나타난 것이 다르다면 다르다.

그렇다면 내 친구 놈은……. 그 놈도 나하고 복장이 같을 것 같아 뒤돌아보는데…… 아 글쎄, 그 쳐 죽일 넘이 씨익 웃으며 가방에서 주섬주섬 옷가지를 꺼내서 갈아입는다. 보니까 어느새 그 사람들과 별반 다르지 않은 복장이 아닌가! 그러면서 차 트렁크에서 괭이를 꺼내서 척 작대기 삼아 걸치며 한마디 한다.

"어이 친구야! 니 고래 해갖고 산에 가긋나?"

아니 이시키가, 시어미보다 말리는 시누이가 왜 미운지 느끼는 순간이었다.

"자자, 다들 이리 모여 보세요?"

시간이 흐르자 모임의 리더가 회원들을 불러 모은다.

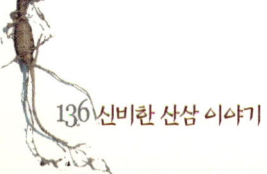

"오늘 처음 오신 분들 계시죠? 산삼 모양을 가르쳐 드릴 테니까 이리 가까이 와서 보세요."

오잉~! 산삼이라고 해서 가보니,

"에 산삼을 보여 드렸으면 좋겠지만 '이건 산삼이 아니고 인삼화분'입니다. 뭐 인삼이나 산삼은 모양이 똑 같으니까 이걸 잘 보시고, 산에 가서도 같은 걸 찾으시면 됩니다."

후일담이지만, 진짜로 증말로 이 때까지 나는 산삼이 실제로 있다는 것을 몰랐다. 나는 막연하게 산삼이 전설상에 구전해 오는 그런 존재인 줄 알았으며, 심마니라고 하는 건 그냥 산을 누비며 약초를 캐서 호구책으로 방편을 삼는 사람들로 알고 있었다.

"야! 이 스파야, 이런 모임이면 그렇다고 얘기를 해주어야 내가 알고 오지?"

친구에게 투덜거리며 산에 올랐다.

"글고 말이다, 세상에 산삼이 어디 있노?"

아직 분이 풀리지 않았다. 친구는 마냥 씨익 웃으며 한마디 한다.

"자슥아! 고래 나불대지 말고 열심히 뒤져봐라. 햇볕 드는데 말고, 큰나무 그늘 쪽으로?"

다행이 나는 지리산자락 시골 출신이다. 어려서부터 산에서 자라 웬만한 식용식물은 대충 알아 도시로 온 뒤에도 산에만 가면 이탈해서 가끔씩 더덕이며 도라지도 캐곤 했다. 또 어떤 때는 날을 잡아서 산채를 목석으로 산에 기기도 했는데, 도무지 오늘은 너무 혼란스럽다.

'진짜 산에 산삼이 있을까?' 하는 의심 때문에 그냥 산삼은 생각도 않고, 열심이 예전대로 더덕을 캐며 산을 돌았다. 땀은 비 오듯 쏟아지고, 땀 냄새에 모기가 몰려드는데…… 이놈의 산모기는 당해 보지 않은 사람은 잘 모른다. 도시에 사는 모기는 빛을 싫어해서 낮에는 안 나타나지만 이 놈들은 낮이고 밤이고 없이 사람이 숲에 들어가면 신기하게 찾아와서 괴롭힌다. 여기에 더욱 성가신 다른 놈이 하나 더 있는데 속칭 말하는 '깔따구'다. 이놈들은 날개 소리가 "애앵" 하면서 소름을 돋게 하는데, 더욱이 결정적인 것은 꼭 눈앞에 어른거리면서 사람 눈속으로 뛰어 든다는 것이다. 그러면 한동안 눈이 괴롭고 찝찝함은 이루 말할 수 없다.

산행을 하다보니 가져온 물은 이미 바닥이 났고, 허기도 몰려온다. 아니꼽지만 친구에게 살랑거리며 물과 떡을 얻어먹었다. '개X시키, 나중에 두고 보자!' 오늘은 완전히 능구렁이 같은 친구에게 당했다.

"친구야! 덥고 짜증나는데 일찍 내려가서 멱이나 감자?"

"그라지 뭐."

이 시키 엄청 인심 쓰는 척 한다.

산중턱 계곡에서 얼굴을 씻고 하산을 하는데 친구가,

"야, 저쪽에 분위기가 좋은데 쬐끔만 더 뒤져 보자."

고 한다. 여기서 분위기 좋다는 것은 산삼이 생육하기 좋은 환경이란 말이란 걸 나중에 알았다.

나는 자꾸만 짜증이 나서 투덜거리며 마지못해 따라나섰다. 그런데 친구가 갑자기 발걸음을 멈추더니 자리에 주저앉아서 뭔가 홀린 듯이 멍하니 바라보고 있었다.

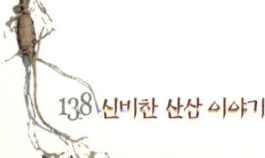

"야, 뭔데?"

"가만 가만 그 자리에 있어라?"

친구가 정색을 하며 말한다.

"5구다! 4구, 3구도 있고."

"이 놈이 뭐라 하나!"

했더니,

"야 심봤다, 심……!"

친구가 중얼거린다.

"뭐시라, 심! 산삼을 봤단 말이가, 어디 어디?"

나도 모르게 친구 곁으로 뛰어가서 주변을 돌아보는데, 도무지 뭐가 뭔지 보이는 게 없다.

"야, 오데 산삼이 있나?"

친구에게 소리쳤다.

"자 봐라! 여기 안 있나……, 여기."

친구가 덤불아래를 손으로 가리킨다. 헉~ 이게 뭔가? 아침에 동호회 회장이 보여줬던 인삼과 똑 같은 게 풀과 같이 섞여서 있는데, 아주 선명하게 눈에 들어온다.

"세상에 저게 모두 다 산삼이란 말인가? 산삼이 정말로 있었네."

충격 속에 정신이 혼미하다. 자세히 보니 가지가 다섯 개짜리가 하나 있고, 그 바로 옆에 더 조그만 크기로 가지 네 개짜리가 둘, 세 개짜리가 넷 그리고 그니다 더 짂은 가지 두 개짜리가 여기저기 있나. 또 가지가 하난데 잎이 다섯 개짜리, 세 개짜리 등 아주 쬐끄만 것들이 많았다.

제7장 산삼 발견과 캐기 | **139**

"마당심이다, 마당심!"

친구는 흥분해서 거의 제정신이 아니었다. 한동안 서로 넋을 잃고 있다가 문득 정신을 차린 친구가 산삼이 있는 정면으로 다소곳이 자세를 바로하고서 잠시 응시하더니 곧바로 삼배를 올린다.

일 배, 이 배, 삼 배. 절을 올리는 친구의 모습이 사뭇 진지하다. 원래 심마니들은 다 이렇게 산삼을 보면 산신령께 감사의 예를 올리는 거란다. 절을 올린 친구는 곧바로 주변을 다시 뒤진다. 산삼이 나는 곳의 주변은 더 많은 산삼이 있을 확률이 아주 높다. 그러나 아무리 뒤져도 주변엔 더 이상 산삼을 볼 수 없었다.

다시 자리로 돌아온 친구는 조심스럽게 산삼 주위의 잡풀과 나뭇가지를 정리해서 산삼만 남기고 주위가 산뜻하게 정돈 되었다. 그러더니

*친구가 발견한 마당심.

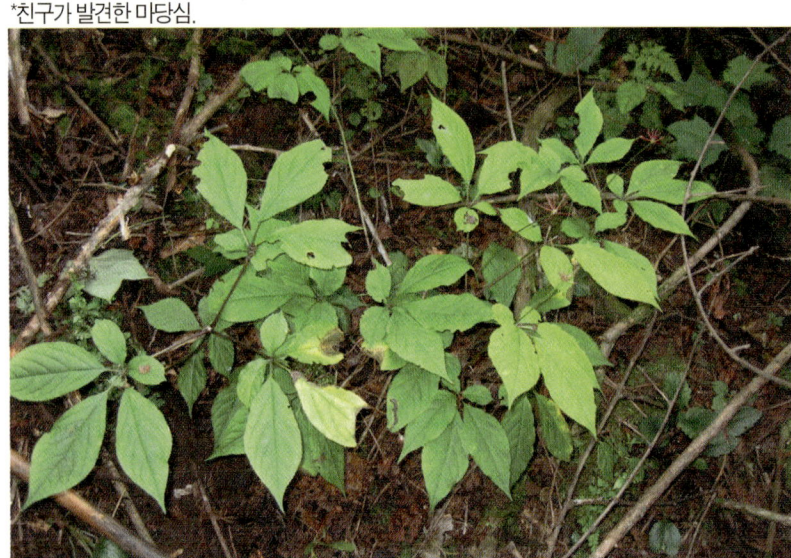

주위에 있는 가지 두개짜리들과 하나만 있는 어린 산삼들을 다 캐내는 게 아닌가! 제일 큰 삼들을 먼저 캘 줄 알았던 나는 무척 놀래서 물었다.

"와 작은 것 부텀 캐나?"

"그게 아니라 이 자삼(새끼삼)들은 주변에 다시 옮겨 심을 기다."

그러니까 친구 말인즉, 큰 삼을 캐는 와중에 작은 삼들이 다치거나 묻힐 수 있으며, 더구나 종의 보존을 위해서라도 어린삼들은 캐지 말고 놔두어야 한다는 것이다. 현재 산에 다니는 사람들이 어린삼까지 무분별하게 캐어서 그렇지 않아도 귀한종이 아예 씨가 마를 지경이다. 구구절절이 옳은 말이다.

친구는 삼이 있는 자리의 아래쪽을 조심스럽게 손으로 파내기 시작한다. 괭이를 쓸 줄 알았는데 손으로만 흙을 파내서 궁금해서 물었더니,

"산삼은 깊이 묻히지 않아서 굳이 괭이를 쓸 일이 거의 없다."

고 하며, 심마니들도 괭이를 쓰지 않고 나뭇가지나 손으로만 삼을 캔다. 캔다는 말도 사실은 옳지 않고 '심을 돋운다.' 라고 한다.

그렇게 감질나게 약 30분간 흙을 헤치며 심을 돋았는데, 뿌리의 크기가 생각보다는 너무 작아서 실망스러웠다. 겨우 새끼손가락 굵기 정도밖에 되지 않은 몸통에 잔뿌리 다리 있었는데 그 길이가 무척이나 길어서 몸통의 서너 배는 돼 보였다. 그러나 친구는 이 정도면 아주 큰 산삼이라면서 아주 흐뭇한 모습이었다.

인삼만 보아온 나는 여전히 왜소한 산삼이 실망스러웠지만 산삼의

크기가 꼭 눈에 보이는 게 다가 아니라는 걸 나중에야 깨달았다. 돋운 산삼을 세어보니 5구 한 채, 4구 두 채, 3구 네 채 이었다. 그렇게 희한한 하루를 보낸 나는 집에 돌아와 몸살을 앓았다. 아니 몸살이 아니라 정신적인 충격에 휩싸였다.

첫째는 산삼이 실제로 있다는 게 신기했고, 둘째는 산삼이 있다면 그렇게 쉽게 보인다는 게 이상했고, 셋째는 그렇다면 나도 산삼을 캐보고 싶은 욕망에 잠을 이루지 못했다.

그 후, 나도 산삼을 캐고 싶은 마음으로 무수히 많이 산을 헤매서 결국 몇 채는 보기도 하였다는 것이다.

이제 곧 겨울이다. 삼이 보이는 계절은 지난 셈이다. 아마 내년 봄(양력 4월 중순)이면 산삼을 찾는 사람들로 산은 또 북적일 것이다. 그 중에 나도 있을 것이고…… 여러분들도 있을 테지만 너무 남획하지 말고 자연을 잘 보호하여 후손에게 물려줬으면 좋겠다.

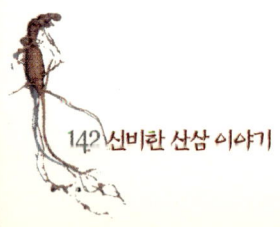

❈ 산에 영물 신비한 산삼!

고준용(서울시 도봉구 중계동)

산에 영물인 산삼을 찾기란 무척 어려운 일이다. 산삼을 보려면 '산신령님이 점지 해주셔야 볼 수 있다.'고 한다.

나는 맨 처음엔 건강을 위해서 등산과 심을 보러 산에 다녔지만, 세월이 지날수록 심에 대한 욕심이 생기는 것은 솔직히 어쩔 수 없는 사실이다. '좋은 일을 많이 하고, 착한 마음으로 덕을 쌓고, 마음을 비워야 점지 해주신다는 산삼!' 욕심을 버리고 마음에 거울을 닦아야 하는데, 산에 오르다 보면 자꾸 보고 싶은 마음이 나의 심정이다.

오늘도 일행 셋이서 마음을 정갈히 하고, 강원도 HC에 있는 산행지의 산에 올랐다.

계곡을 따라 2시간 가까이 산 속으로 들어가니 땀이 비 오듯 흐르고, 숨이 헉헉 막혀온다. 쭉 늘어선 계곡은 끝이 안 보이고 골골 마다 산림이 울창하다.

오갈피나무가 계곡 주위에 쫙 깔려 있고, 바위틈에는 일엽초가 손짓을 하며 나를 반긴다. 우측계곡을 따라 능선에 오르니 너덜지대이다. 여기는 아니다 싶어 옆 계곡으로 골을 타고 넘고 넘어 가다 보니 큰 고목나무가 멀리 7부 능선에 버티고 서 있다. 가까이 가보니 한 이삼백 년 됨직한 고목인데 장정 둘이서 팔을 둘러야 잡힐 것 같은 굵기이다.

고목나무 주위의 흙을 주먹으로 집어보니 잘 뭉쳐지면서 털으니 금

제7장 산삼 발견과 캐기 | 143

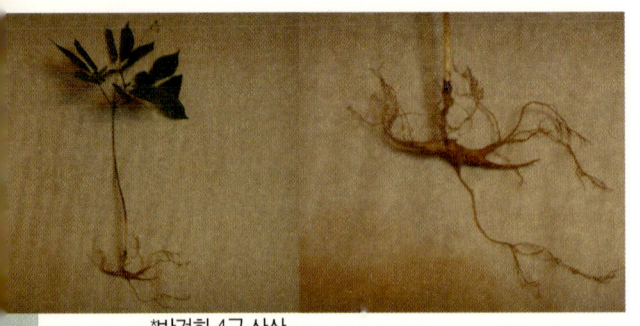

*발견한 4구 산삼.

방 손에서 털린다. 이런 흙은 산삼이 잘 자라는 토양이다. 계곡에서는 바람이 불어와 내 얼굴에 간지럼을 태우고 지나가면서 마치 자기를 따라 오라고 손짓하는 것처럼 느껴진다. 산 위를 쳐다보니 분위기가 꽤 좋아 보인다. 담배를 한 대 피우고 나서 주위를 살펴 나가자 멀리 4구 산삼이 눈에 보인다. 외삼인데 잎을 보니 산삼이 꽤 좋아 보인다. 산삼을 돌아 보니 몸통과 미尾가 무척 예쁘다. 강원도 산삼은 열매(딸)가 열리면 산새가 먼저 따먹는지 거의가 외삼이다.

    주위에 또 다른 산삼이 있나 반원형으로 살펴보니, 1지 5엽짜리 산삼 몇 뿌리가 더 보인다. 오늘은 3구 산삼을 봤으니 어린삼은 더 자랄 때까지 놔둬 다음에 캐기로 하고, 더덕만 몇 뿌리 캤다. 산에 오른 지 5시간이나 돼 오늘은 이만 욕심 부리지 않고 하산하기로 했다. 일행들은 산삼은 못보고 약초와 더덕만 조금 캤다고 한다.

    계곡의 물 흐르는 소리와 산새들의 노랫소리를 들으니 발걸음도 가볍다. 심을 돋운 날에는 걸어가다 히죽 히죽 웃기도 하고, 큰소리로 웃기도 한다. 주위에서 보면 미친 사람으로 오해받기 쉽지만 그래도 계속 기쁜 웃음이 절로 나오는 이 기분! 이 기분 때문에 산에 다니고, 또 다시 산에 오르는 것이다.

    '산에 오르는 사람은 산삼보다 이 기쁜 웃음이 더한 영약이 아닐까?' 라고 생각하며 가벼운 발걸음으로 집으로 돌아왔다.

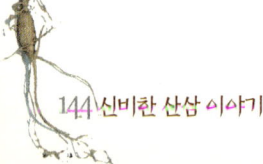

❁ 초보자가 쉽게 찾을 수 있는 밭둑 삼

정성우(경기도 광명시 하안동)

이번 산행은 동행하는 사람 없이 가까운 충청도 ES으로 혼자 가기로 하고 떠났다. 승용차로 1시간 반 걸리기 때문에 느지막이 떠나도 충분히 산지를 볼 수가 있다. 지금까지는 3~4명이 같이 다녔지만 오늘은 혼자인 것이다. 지금까지는 동행하는 사람이 있어서 마음이 든든했는데 오늘은 나 홀로 산지를 결정하고, 판단해야 한다.

오늘 산행지는 야트막하기 때문에 차를 세워놓고 복장을 갖춰 산을 오르기 시작했다. 옛날 인삼 경작지였던 밭을 지나 산에 오르자 5엽짜리 산삼들이 여기저기 보여 이른 시간이라 놔뒀다. 다시 잡목을 헤치고 앞으로 나가는데, 나뭇가지 끝에 매달린 벌집을 건드렸다. 벌들이 따라와 목과 손등을 3방정도 쏘며 내가 달아나자 더 이상 안 따라 온다. 잠시 쉬며 약국에서 지어 온 약을 먹고, 괜히 혼자 왔나 싶은 마음이 산행의 어려움을 깨닫게 한다.

오후가 되어 산행지를 옮기기로 했다. 산길을 따라 달려 산 중턱쯤에 이르자 절이 보인다. 절 주차장에서 점심을 먹고, 계곡을 끼고 도니 주위 지역은 발자국들뿐이다. 혹시나 해서 발걸음을 살살 옮기자 누가 캐간 구광터 자리가 있다. 구광터 주위를 살피자 3구 한 뿌리가 웃으며 나를 반긴다. 시간은 많이 남았지만 오늘은 3구짜리도 보고, 어린 삼도 봐서 집으로 돌아가기로 마음먹었다.

오는 길에 멀리 보니 낙타등 같은 산이 동쪽과 서쪽으로 뻗어 있고, 북쪽 방향으로 산줄기들이 이어져 있다. 다시 차를 몰고 산새가 좋은 쪽을 택해서 가자, 저수지가 있고 인삼밭이 즐비하게 재배를 하고 있는 마을이 보인다. 마을을 가로질러 산 밑에 차를 대고 책에서 배운 동북간 산줄기를 타고 오르기로 했다. 산줄기의 계곡은 물은 없지만 비가 오거나 장마가 지면 물이 흘러 내릴만하게 깊게 파여져 있다.

산 하부를 보니 이곳도 주위에 발자국들이 어지럽게 찍혀 있다. 서울 근교고, 산들이 낮아 초보자들도 쉽게 올 수 있는 곳이라 생각하지만 이렇게 까지 많이 다녀갈 줄이야. 개활지 보다 가시덤불이나 잡목이 우거진 곳만 샅샅이 보기로 마음먹고 살살 발걸음을 옮겨 갔다. 얼마간을 오르자 찔레나무가 주위에 쫙 깔려 있는데, 이곳은 발자국이 없다. 큰 나무가 쓰러져 있고, 그 나무 위로 가시덤불이 덮여 있다. 가시덤불을 지팡이로 헤치자, 그 안에 2구 산삼들이 보인다. 다시 주위를 살피자 삼대가 굵고, 지상부가 50㎝ 정도나 됨직한 큰 산삼인 4구 짜리가 작은 나무들과 뒤섞여 있다.

가시덤불과 나무를 베어내고, 산신령께 절을 삼배했다. 그러고 나서 산삼 잎 넓이만큼 괭이로 파나갔는데, 나무뿌리와 산삼 뿌리가 뒤엉겨 있다. 조심스럽게 몇 시간 동안 잘 돌웠는데 흥분하지 않을 수 없다. 내가 지금까지 본 것 중에서 제일 큰 것이었다. 나는 더 이상 지체하지 않고 산삼을 모셔 놓는 일이 중요하다고 생각했다.

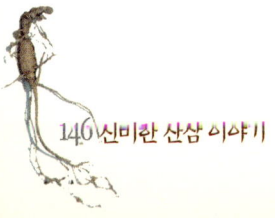

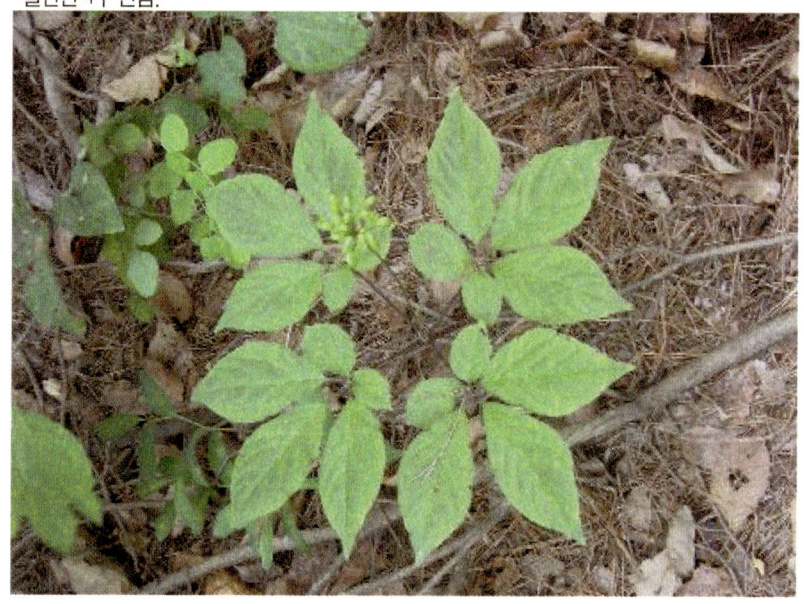

*발견한 4구 산삼.

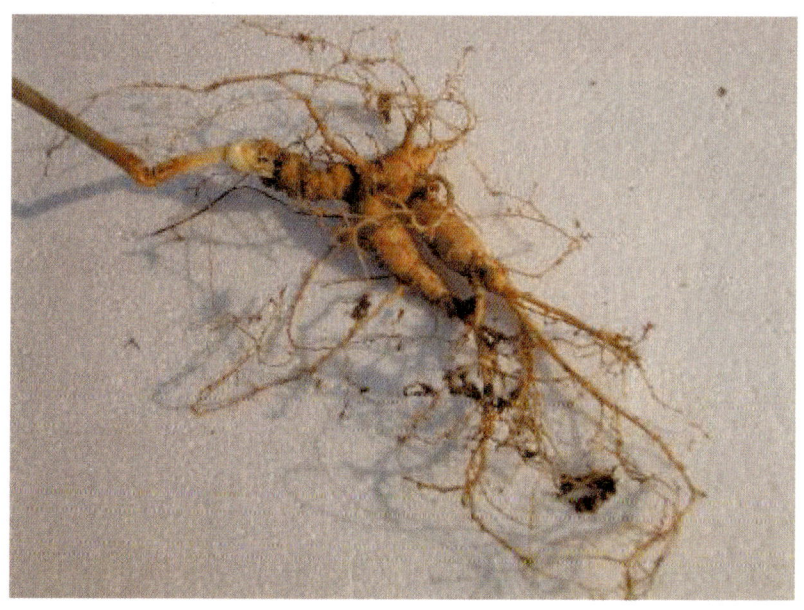

*산삼과 비슷한 식물.

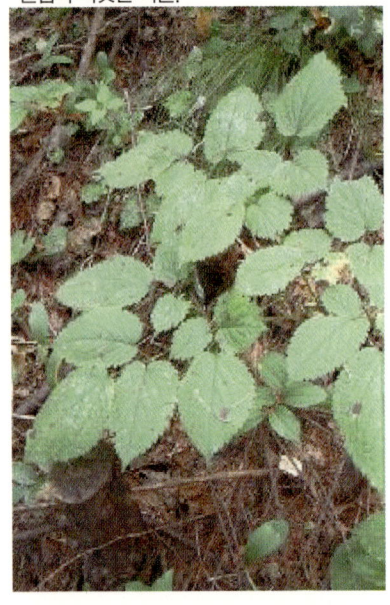
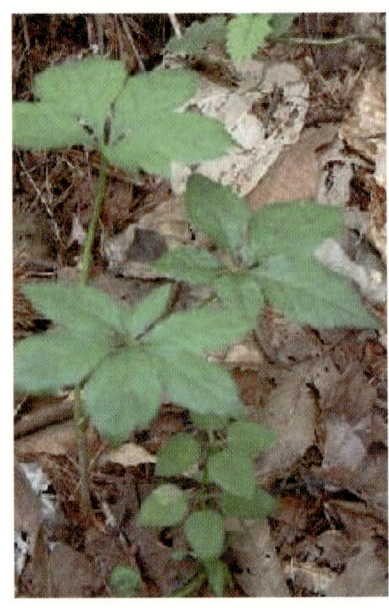
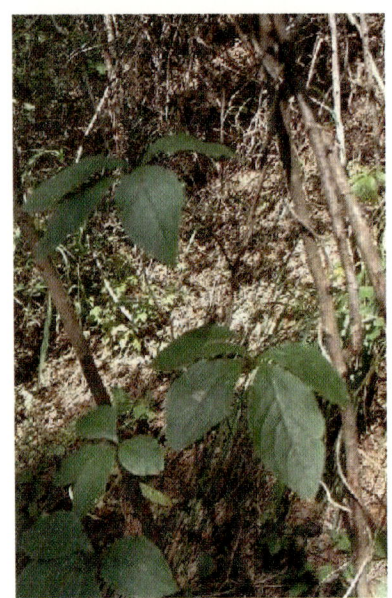
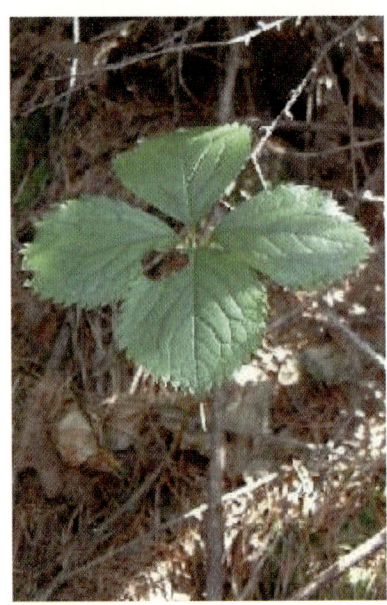

제8장 산삼 관련 용어와 은어

산삼 관련 용어
산삼 관련 은어
  심마에 관련된 은어
  도구 및 음식에 관련된 은어
  산삼에 관련된 은어

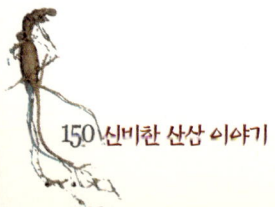

1. 산삼山蔘 관련 용어

가

가락지 · 횡취橫聚 : 몸통에 가락지를 낀 것 같은 띠로 겨울철 땅 속으로 파고들 때 생긴 주름.

가삼家蔘 : 밭에서 가꾼 인삼.

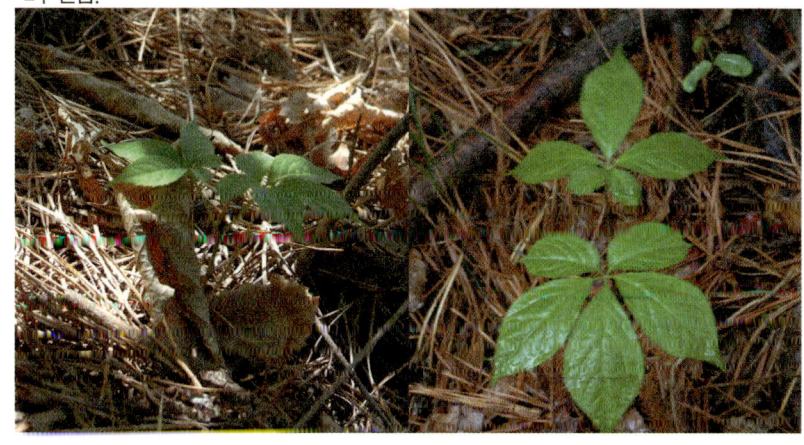

*2구 산삼.

각구 · 2구 : 삼대 위에 2가지가 있는 산삼.

감재비 : 낫의 은어.

강삼江蔘 : 강계에서 생산되는 인삼.

개갑開匣 : 인삼씨는 단단하기 때문에 발아기간을 단축하기 위하여 일정한 기간 씨눈의 생장을 촉진하기 위한 방법.

개삼터 : 충남 금산에 있는 처음 인삼을 재배했다는 터.

경흔莖痕 · 흔적 : 삼대가 말라 죽음으로서 삼대가 붙었던 자리에 생기는 흔적.

고려인삼高麗人蔘 : 우리나라 인삼이 가장 약효가 좋아 다른 나라 인삼과 구별하여 부르던 이름.

꽃대 : 삼지오엽 이상이 되면 중앙에서 줄기가 나오고, 그 위에 꽃봉오리가 맺힌다. 꽃대는 열매가 열리는 줄기를 말한다.

구광자리 : 예전에 산삼을 캤던 자리를 말하는 은어.

금삼錦蔘 : 금산에서 생산되는 인삼.

기삼麒蔘 : 인제에서 생산되는 인삼.

나

내피 : 1년생 산삼(1아一椏).

네잎내피 : 가지 하나에 잎이 4개 달린 산삼(4아四椏).

뇌두腦頭 · 노두蘆頭 : 산삼의 몸통 위에 있는 머리부분.

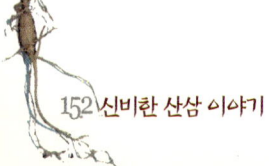

다

당삼糖蔘 : 당분 용액에 여러 차례 담갔다가 건조한 인삼.

도삼都蔘 : 산삼의 밑 부분이 통통하고 여체처럼 생긴 산삼.

독메 : 심마니들이 채삼활동을 할 때 먼저 발견한 사람이 독차지하는 분배 방법.

돋운다 : 산삼을 캘 때 장애물이 없는 한 맨손으로 산삼을 캐는 일.

동산뫳꾼 : 춘분경에 입산하는 심마니.

동삼童蔘 · **동자삼**童子蔘 : 어린이만한 산삼.

동삼動蔘 : 오래된 산삼은 움직여 돌아다닌다는 뜻.

동의보감東醫寶鑑 : 25권 25책, 보물 제1085호. 조선시대인 1597(선조 30)년 어의 허준(1546~1615)이 선조宣祖의 명을 받아 중국과 우리나라의 의학서적을 하나로 모아 편집에 착수하여 1611(광해군 3)년에 완성하고, 1613(광해군 5)년에 간행한 의학서적이다.

1592년 임진왜란이 터지자 선조임금을 모시고 의주까지 피난을 갔으며, 그 공을 인정받아 공신으로 추대되었으나 중인신분에 과하다는 여론이 일자 취소되었다.

『동의보감』은 그가 관직에서 물러난 뒤 16년간의 연구 끝에 완성한 한의학의 백과사전적인 책이며, 허준은 이외에도 중국의 의학서적을 국역하는 데에도 많은 업적을 남겼다. 「동의보감』은 모두 23편으로 내과학인 「내경편」·「외형편」 4편, 유행병·곽란·부인병·소아병 관계의 「사면」 11편, 「낭액편」 3편, 「심구편」 1편과 이외에 목록 2편으로 되어 있고, 각 병마다 처방을 풀이한 체제 정연한 서적이다.

되뿌미 : 재배 삼밭에서 인삼씨를 얻어 심는 것.

두잎내피 : 가지 하나에 잎이 2개 나온 산삼(2아二椏).

마

마니 : 사람의 은어.

마당심 : 많이 몰려 있는 산삼 밭의 은어.

만산몾꾼 : 추분 후에 입산하는 심마니.

모둠 : 산에서 심마니들이 지은 움막.

모삼母蔘 : 자삼(새끼삼)을 거느린 어미 산삼.

몸체 : 산삼의 몸통과 뿌리.

몸통 · 약통 · 주근主根 : 산삼의 뇌두 아래에 있고 잔뿌리를 달고 있으며, 몸통에는 가락지가 있다.

묘삼苗蔘 : 인삼씨를 삼포에 파종하여 1년 6개월간 생육한 인삼.

미삼尾蔘 : 인삼의 잔뿌리를 모은 것.

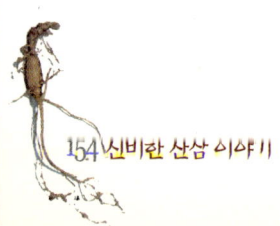

바

반건반습半乾半濕 : 침엽수와 활엽수가 2 : 3으로 배열된 곳으로 그늘이 되어 습한 느낌이 들지만 바람이 불어와 건조한 기운이 느껴지는 곳.

반양반음半陽半陰 : 동북간 방향으로 침엽수와 활엽수가 2 : 3으로 배열된 반은 어둡고 반은 밝은 곳.

방약합편方藥合編 : 활자본, 1권 1책. 고려시대 때 의원 황도연黃道淵이 자신의 저서 『의방활투醫方活套』와 『의종손익醫宗損益』을 합본, 새로운 체제로 엮은 것을 아들 필수泌秀가 증보하여 1884(고종 21)년에 편찬한 것이다.

방울·옥주玉珠 : 산삼의 뿌리에 생긴 방울 모양의 혹을 말함.

방울삼 : 뿌리에 방울 모양의 혹이 붙어있는 산삼. 배수가 잘 되고 급경사진 곳에서 캘 수 있다.

백삼白蔘 : 수삼의 잔뿌리를 떼고 껍질을 벗기어 햇볕에 말린 인삼.

범삼犯蔘 : 산삼 채취를 금하는 것을 어김.

본초강목本草綱目 : 중국 명明나라 때 본초학자本草學者 이시진李時珍(1518~1593)이 엮은 의학서醫學書, 52권으로 1596년에 간행.

　이 책은 서사가 혼자의 힘으로 30여 년에 걸쳐 집대성한 것으로 원고를 고치는 일만 3차례나 하였다. 약용藥用으로 쓰이는 대부분의 것을 자연 분류를 주로 하였으며 총계 1,892종의 약재가 망라되어 있다.

　전편全篇을 수부水部·화부火部·토부土部·금석부金石部·조부

草部・곡부穀部・채부菜部・과부果部・목부木部・복기부服器部・충부蟲部・인부鱗部・개부介部・수부獸部・인부人部 등, 각 류類로 나눈 다음 정명正名을 강綱이라 하고, 별명을 목目이라 하였다. 그 다음에는 집해集解・변의辨疑・정오正誤의 조목을 두어 그 산지産地・형상形狀 등을 밝히고, 이어 기미氣味・주치主治・처방處方을 기록하여 실용에 쓰이도록 하였다.

봉삼鳳蔘 : ① 만주 봉황성에서 생산되는 인삼. ② 봉황 형상의 삼. ③ 백선白鮮.

봉표封標 : 조선시대 산삼의 남획을 막기 위하여 입산금지를 한 표석.

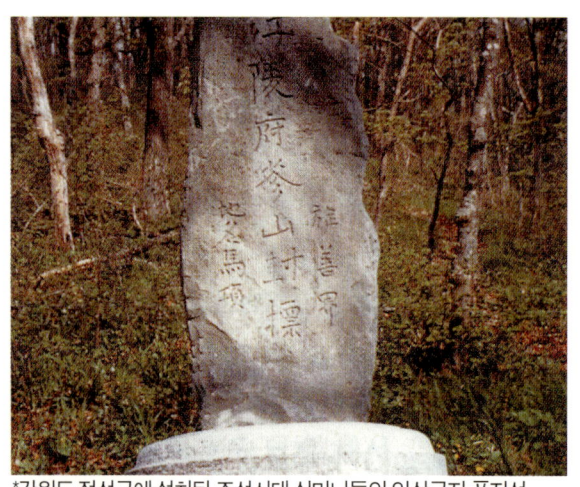

*강원도 정선군에 설치된 조선시대 심마니들의 입산금지 표지석.

비녀꼭지・옥비녀 : 뇌두 상단에 붙은 다음 해 싹의 싹눈.

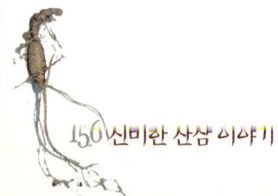

사

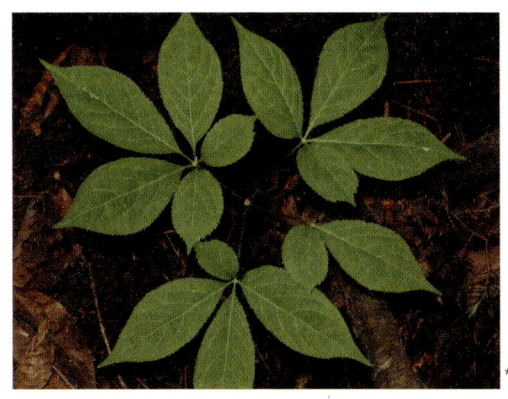

사구·4지四枝 : 삼대 위에 4가지가 있는 산삼.

*4구 산삼.

사지오엽四肢五葉 : 삼대 위에 4가지가 있고 가지마다 5잎이 있는 산삼.

산삼山蔘·야삼野蔘·야생삼野生蔘 : 산 속에서 자생하여 성장한 삼.

산삼 채취대 : 여러 사람이 무리를 지어 산삼을 캐러 다니는 사람.

산신제山神祭 : 심마니들이 산신령에게 산삼을 캐게 해달라고 기원하는 제사.

산양삼山養蔘 : 산삼의 씨앗을 산 속에 뿌려 가꾸는 산삼.

삼구·3지三枝 : 삼대 위에 3가시가 있는 산삼.

*3구 산삼.

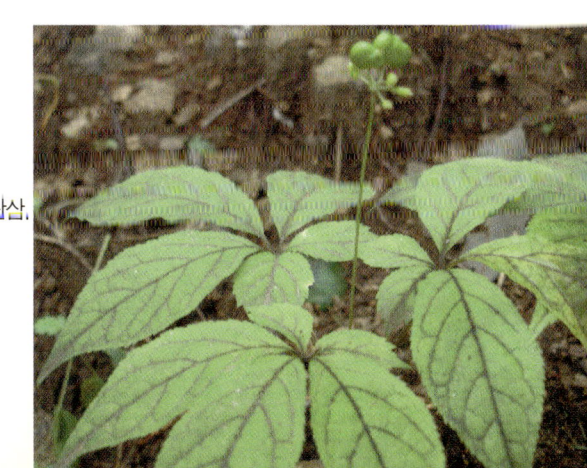

삼대 : 산삼의 뿌리에서 나온 원줄기.

삼령三齡·심령 : 산삼의 나이.

삼밭·삼장蔘場·삼포蔘圃 : 인삼을 재배하고 있는 밭.

삼잎 : 산삼의 잎.

삼화蔘貨 : 사서 모아둔 인삼이나 산삼.

생자리 : 산삼을 처음 캐는 곳.

선채 : 심마니의 경력이 많은 사람.

세근細根·잔뿌리 : 산삼 몸통 아래에 있는 뿌리.

세잎내피 : 가지 하나에 잎이 3개 달린 산삼(3아三椏).

소장마니 : 젊은 심마니.

세종실록지리지世宗實錄地理志 : 8권8책, 규장각 도서. 1425년에 발간한 『경상도지리지』를 비롯한 8도지리지를 모아 편찬한 『신찬팔도지리지』를 수정하고 정리하여 1454(단종 2)년에 만들어 졌다.

『세종장헌대왕실록』의 제148권에서 제155권까지 8도에 관한 내용이 8권으로 실려 있는데, 당시의 경제·사회·군사·산업·지방제도 등이 자세히 기록되어 있어 역사지리학과 지방사 연구에 필요한 자료를 제공한다.

구성은 제148권의 경도한성부京都漢城府, 구도개성유후사舊都開城留後司, 경기도관찰부, 충청도, 경상도, 전라도, 황해도, 강원도, 평안도, 함길도의 순으로 되어 있다.

송삼松蔘 : 개성에서 나는 인삼.

수삼水蔘·생삼生蔘 : 밭에서 캐내어 말리지 않은 인삼.

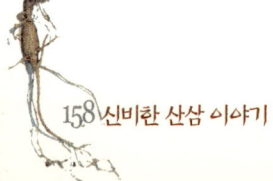

신초神草 : 산삼.

심 : 인삼의 본 이름. 삼의 옛 이름.

심마니 · 심메마니 : 산삼을 캐는 사람.

심메 : 산삼을 캐러 산에 가는 일. 산삼의 은어.

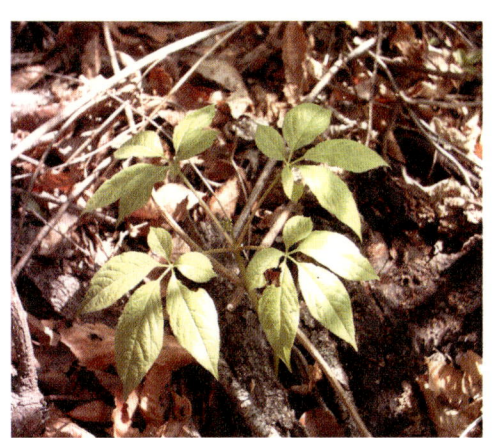

심메 보시오 : "산삼을 캐시오."란 말의 은어.

심봤다 : 심마니들이 산삼을 발견하였을 때 외치는 소리(3번 외침).

아

야삼野蔘 · 야생삼野生蔘 · 산삼山蔘 : 산 속에서 자생하여 성장한 삼.

약통 · 몸통 · 주근主根 : 산삼의 뇌두 아래에 있고 잔뿌리를 달고 있으며 몸통에는 가라지가 있다.

양삼養蔘 : 산양삼의 준말.

어이님 : 어인마니의 준말.

어인마니 : 심마니들 가운데 우두머리.

오구 · 5지五枝 : 십대 위에 6가지가 있는 산삼.

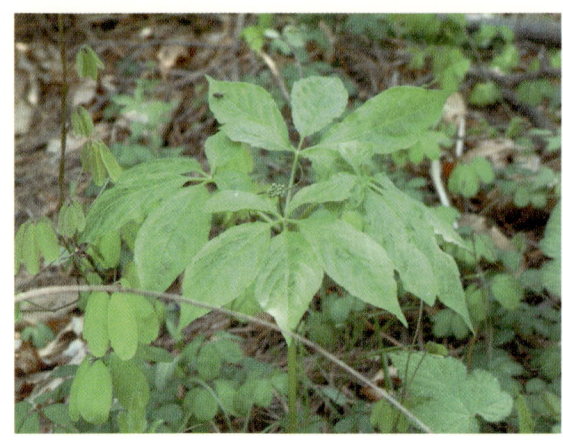

*5구 산삼.

오지오엽五枝五葉 : 삼대 위에 가지가 5개 나오고 가지마다 5잎이 달린 산삼.

오지육엽五枝六葉 : 삼대 위에 가지가 5개 나오고 가지마다 6잎이 달린 산삼.

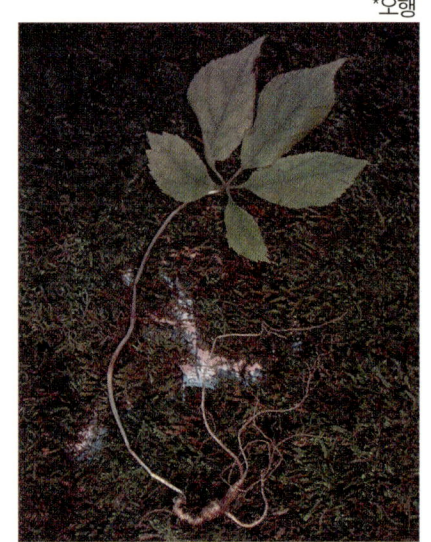

*오행

오행 : 삼대 하나에 잎이 5개 달린 산삼.

옥비녀·비녀꼭지 : 뇌두 상단에 붙은 다음 해 싹의 싹눈.

옥주玉珠·**방울** : 산삼의 뿌리에 생긴 방울 모양의 혹을 말함.

와삼蛙蔘 : 산삼의 몸통에 가지가 많이 난 것.

왕초王草 : 산삼이 풀 가운데

왕이라는 뜻으로 부르는 말.

원앙메 : 심마니들이 캔 산삼을 동행한 일행이 공동으로 채굴, 관리, 판매, 분배하는 것.

육구 · 육구만달 : 삼대 위에 가지가 6개 달린 산삼.

이근二根 : 산삼 품위의 하나. 한 냥쭝 이상 되는 두 뿌리의 산삼을 이른다.

인삼人蔘 : 오갈피나무과의 다년초로 높이 60㎝. 근경은 짧고 마디가 있으며 하부에 비대한 백색 다육질의 직근이 있음. 줄기는 외줄기로 곧게 서며, 끝에 서너 개의 잎이 윤생하고 봄에 녹백색 오판화가 핌.

인종人種 : 자연 야생삼의 씨앗을 채취하여 깊은 산림 속에서 자연 방임하여 키우거나, 인가 주변 재배삼포에서 인위적으로 생육시키는 산삼.

일산뫼꾼 : 처서 후에 입산하는 심마니.

임원경제십육지林園經濟十六志 · 임원십육지林園十六志 : 규장각도서. 조선시대 순조 때 풍석楓石 서유구徐有榘가 만년에 쓴 농업정책과 자급자족의 경제론을 편 실학적 농촌경제 정책서로 일상생활에서 긴요한 일을 살펴보고 이를 일리고자하여 『산림경제山林經濟』를 토대로 한국과 중국의 서서 900여 종을 참고 · 인용하여 엮어낸 농업 위주의 백과전시이다.

　내용은 보리지本利志 13권, 관휴지灌畦志 4권, 예원지藝畹志 5권, 만학지晩學志 5권, 전공지展功志 5권, 위선지魏鮮志 4권, 진어지佃漁

志 4권, 정조지鼎俎志 7권, 섬용지贍用志 4권, 보양지葆養志 8권, 인제지仁濟志 28권, 향례지鄕禮志 5권, 유예지遊藝志 6권, 이운지怡雲志 8권, 상택지相宅志 2권, 예규지倪圭志 5권 등 16부분으로 되어 있다.

    이 방대한 저술은 농업기술과 농업경제의 양면에서 종전의 농업이 크게 개량되어야 한다는 점을 주장하고 있으며, 향촌에서의 생활 전반을 시대적 조건과 관련시켜 정연하게 정리한 실학서로, 당시의 경제사정과 경제정책을 살피는 데 사료적 가치가 높은 책이다.

입산제入山祭 : 심마니들이 산에 들어간 다음 제일 먼저 산신령에게 드리는 제사.

자

자삼子蔘 : 어미 산삼 주변에 있는 새끼 산삼.

잔뿌리·세근細根 : 산삼 몸통 아래에 있는 뿌리.

장뇌 : 장뇌삼의 준말.

재배인삼栽培人蔘 : 밭에서 인공적으로 재배하는 인삼.

제물祭物 : 산에서 산신령에게 지내는 제사 때 차리는 제물.

제중신편濟衆新編 : 조선시대 정조 때 의관醫官 강명길康命吉(1737~1801)이 왕명을 받아 고금의 의서를 참고하여 만들었다.

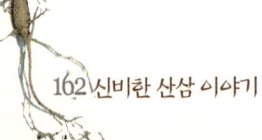

편자의 발문跋文에 의하면, 주로 허준의 『동의보감』에 수정을 가한 것으로 밝혀졌다. 내용은 『동의보감』 가운데서 상용常用의 의방醫方들을 발췌하여 풍한風寒·서습暑濕·조화燥火·내상內傷·허로虛勞·신형身形·정정精·기氣·신신神·혈血·몽夢 등 70여 목目에 걸쳐 그 맥법脈法을 든 다음, 각 목에 해당하는 병증病症을 분류하여 주로 『동의보감』의 방문方文을 채록하고 있다. 마지막으로 양로養老의 편編과 약성가藥性歌 1편을 새로이 추가하였는데, 약성가는 주요 약물의 효용을 4언 4구로 엮어 기억하기에 편하게 한 것으로 원삼백삼수元三百三首와 증팔십삼수增八十三首로 되어 있다. 또한 약물의 이름을 한글로 풀이해 놓았다.

주근主根·**몸통**·**약통** : 산삼의 뇌두 아래에 있고 잔뿌리를 달고 있으며 몸통에는 가락지가 있다.

죽절삼竹節蔘 : 일본, 중국에서 생산뇌는 삼.

지댓짐 : 심마니들이 채삼기간 동안 메고 다니는 짐.

지종地種 : 자연 상태에서 발아하여 자란 야생삼. 천종으로 순화 단계가 진행되고 있는 자연 야생삼 1대부터 4대의 산삼.

차

채삼꾼 ; 전문적인 심마니

천종大種 : 깊은 산 속에서 수백 년의 인위적인 간섭 없이 자연 상태로 자란 산삼.

춘미삼春尾蔘 : 이식할 수 없는 불량한 묘삼을 햇볕에 말린 것.

춘절삼春節蔘 : 하지 이전에 캔 산삼.

칠구 · 칠구두루부치 : 삼대 위에 7가지가 달린 산삼.

침엽수針葉樹 : 잎이 침엽으로 된 나자裸子식물(낙엽송, 소나무, 잣나무, 전나무 등).

타

턱수 : 산삼의 뇌두 아래에 크게 뻗어 나온 뿌리. 제2, 제3의 몸통처럼 되기도 함.

파

파삼破蔘 : 원형을 제대로 못 갖춘 불량 삼.

포삼包蔘 : 삼포에서 자란 인삼.

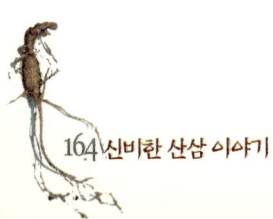

하

한삼 : 심마니들의 입산기간을 가리키는 은어.

홍삼紅蔘 : 수삼을 쪄서 말린 붉은 빛깔의 몸이 단단한 인삼. 등급은 천삼天蔘, 지삼地蔘, 양삼良蔘으로 나눔.

화기삼花期蔘 : 미국삼, 북미 동부지역에서 재배.

활엽수闊葉樹 : 잎이 넓은 나무의 종류(떡갈나무, 오동나무, 참나무 등).

황절삼黃節蔘 : 처서 이후에 캔 산삼.

횡취橫聚 · 가락지 : 몸통에 가락지를 낀 것 같은 띠로 겨울철 땅 속으로 파고들 때 생긴 주름.

휴면삼休眠蔘 : 외부의 변화나 환경으로 땅 속에서 잠자는 산삼.

흔적 · 경흔莖痕 : 삼대가 말라 죽음으로서 삼대가 붙었던 자리에 생기는 흔적.

히말리아삼 : 네팔삼.

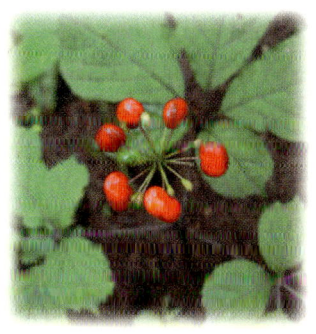

2. 산삼 山蔘 관련 은어

(1) 인간에 관련된 은어

개장마니 · 개장멀커니 : 여자 심마니.
구실르다 · 굳는다 : 죽다.
논다리 친다 : 피를 흘린다.
디디미 · 디대 : 발.
마니 · 멀커니 · 얼커니 : 사람.
몽 · 몽사 : 꿈.
무름메마니 : 취사 담당자.
변쓴다 : 은어 쓴다.
부루치 · 반들개 · 살피개 · 초롱 : 눈.
설피 : 발.
소장마니 : 젊은 채삼꾼.

심마니 · 심메마니 : 산삼을 캐는 사람.

실른다 : 담배를 피우다.

안침하다 : 휴식하다.

어인마니 : 노련한 채삼꾼, 심마니 우두머리.

잰다 : 간다.

쥐아미 · 그레토 · 잘개 · 짐개 : 손.

찌그러진다 : 잔다.

(2) 도구 및 음식에 관련된 은어

감재비 : 낫.

다부린다 : 먹는다.

도자 : 칼.

마대 : 지팡이.

모래미 : 쌀.

무루미 : 밥.

백사 : 소금.

산새 · 올림내 : 젓가락.

수음 : 불.

엽추 · 엽대 · 단배

부기요 : 쇠고기.

우묵이 : 바가지.

주제비 · 추제비 : 바지.

폄 : 떡.

잘메 : 도끼.

질 : 된장.

호련 : 성냥.

흘림 : 술.

(3) 산삼에 관련된 은어

각구 : 2지, 2구.

내피 : 1년생 산삼, 1아一極.

딸 · 달 · 달실이 : 산삼 열매.

덥석부리 : 오랜 된 산삼.

두루부치 : 7지, 칠구두루부치.

띠적났다 : 산삼이 무더기로 났다.

마당심 : 산삼밭.

심 · 심메 : 산삼.

오구 : 5지.

오행 : 1지 5엽.

왕초 : 큰 산삼.

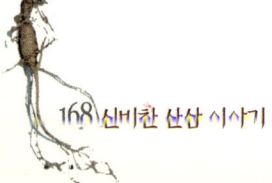

육구 · 육구만달 : 6지.

(사) 자연 및 동물에 관련된 은어

건들레 · 풍이 : 바람.
고무 : 소리.
고분성 · 장태 : 계곡.
껑청마니 : 노루.
꽹과리 : 달.
넙대 · 넙대마니 : 곰.
노리개 · 노리기 : 해.
다리미 · 돌제비 : 다람쥐.
데팽이 · 더퍼리 : 안개.
도수로 · 도술 · 도술깨 : 길, 도로.
마당꿩 : 닭.
마당너구리 : 개.
매찰이 · 매치미 : 이슬.
백운성 · 상태 : 계곡.
별실이 : 별.
사개 · 사주이 · 뉴쿠미니 : 호랑이.
시산이 : 쥐.

자대 · 자래 : 나무.
줄메 · 줄멩이 : 비.
진대마니 : 뱀.
찌기 : 돌, 바위.
쿨쿨이 · 산적 : 돼지.
흑저구 · 흑저귀 : 까마귀.
희게 · 흰적이 · 희제비 : 눈.

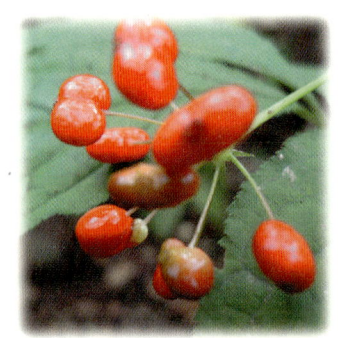

특별 부록 장뇌삼의 재배방법

강원대학교 농촌사회교육원 임업과 김형국

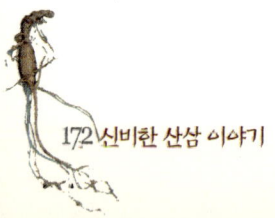

1. 장뇌삼의 재배환경

(1) 재배환경 역사적 고찰

장뇌삼(산양삼) 및 인삼 재배환경은 야생산삼과 유사한 환경이어야 한다. 자연 분포하는 산삼의 생육상태에 대한 연구가 양질 장뇌삼의 재배에 가장 기초가 된다. 즉 기후, 토양, 일조량, 온도 등에 대하여 과학적 조사가 우선 이루어져야 한다. 삼의 일반적인 생리습성은 다음과 같다.

① 삼의 성질은 토양 수분을 좋아하지만 습기를 싫어한다.
② 양지를 싫어하고, 응달을 좋아한다.
③ 삼은 너러운 밭과 논도방을 싫어한다.
④ 삼은 배수가 양호한 미세질 토양을 좋아한다.
⑤ 토양이 지나치게 건소하거나, 공중습도가 지나치게 습하거나, 햇볕이 하루 종일 쬐이거나, 지나치게 어두우면 생육이 불가능하다.

⑥ 갈참나무, 신갈나무, 상수리나무, 전나무 등의 낙엽을 채취하여 말린 다음 잘게 썰어서 모래와 혼합하여 임간 재배토양으로 활용한다.

따라서 장뇌삼은 토양이 비옥하고 적습하며, 산림수관에서 햇빛이 적당히 들어오는 곳이 생육적지라고 전해진다.

명나라 명의 이시진 李時珍의 『본초강목 本草綱目』에서는 삼은 1월에 파종한다고 기록되어 있다.

(2) 장뇌삼(산양삼) 재배에 필요한 환경조건

① 일반적 생리

일반적으로 산삼은 높은 산의 건조하고 냉하면서 시원한 기후를 좋아한다. 삼의 습성은 비건, 비염, 비음, 비양의 성질을 갖는 식물이라고 한다. 산삼은 물을 좋아하나 과습을 싫어하고, 태양을 싫어하며 응달을 좋아한다. 또 『해동농서』에는 '응달을 향한 낙엽부식토를 모아서 삼을 재배한다.' 라고 쓰여 있다. 이것은 낙엽부식토에서 특히 잘 자란다는 뜻이다.

② 온도

연평균기온이 0~10℃가 적합하며, 여름기온이 20~25℃로 서늘한 곳이 적합하다. 35℃가 넘으면 고온피해가 발생한다. 내한성은 -20℃ 이상으로 매우 강하다. 삼의 생육가능온도는 20℃~-24℃ 범위이다.

③ 강수량

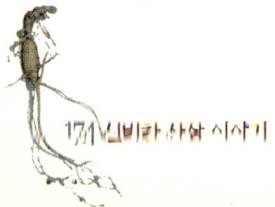

연강수량은 700~2,000mm범위이고, 최적량은 900~1,300mm이다. 우리나라 강수량이 최적임지이다.

④ 토양

유기질이 풍부한 사양토. 즉, 배수 양호한 사질양토로 부식질이 많은 심토가 적합한 부식토는 Mg, Ca, K, Na 등 염기 치환량이 크고, 보비력保肥力이 좋다. 부식토는 보통 점토에 비해 흡습성이 10배가량 크기 때문에 수분 유지와 한발의 피해를 막아준다.

⑤ 지세

동북향 또는 서북향이 좋다. 남향 일부도 하루 종일 햇빛이 들지 않는 수관울폐지역은 무방하다. 배수가 잘되는 경사면(10~30°)이 계곡부나 평탄지 보다 더 좋다.

⑥ 일조량

산삼은 반음반양半陰半陽을 좋아하는 식물이다. 그러나 보통 우리가 생각하는 음지 보다 밝은 양광지역에서 생장이 더 좋다. 아침 햇볕이 드는 곳이 가장 좋고, 2~3시경 햇빛이 드는 곳은 적지가 아니다. 상대광도는 10~30%가 적합하다. 그러나 삼은 어둑한 음지보다 밝은 곳에서 채취한 것이 뿌리도 실한 고품질이다. 그러므로 재배삼도 해가림 앞쪽의 것이 생육상태가 양호하다.

2. 장뇌삼의 재배법

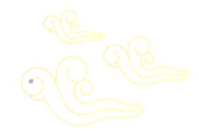

(1) 종자와 묘근확보

① 종자의 중요성

모든 작물 재배에 있어 좋은 종자를 확보 하는 것이 농사의 성패를 좌우한다고 해도 과언이 아니다. 더군다나 한번 파종하면 10년에서 20년이나 걸려 수확하게 되는 삼은 더욱더 좋은 종자 확보가 중요하다.

② 좋은 종자와 묘근 선별

좋은 종자는 씨알의 크기가 고르고 작아야 하며, 통통해야 하고, 칼로 잘라보아서 배가 제대로 여물어야 하며 물에 띄워 정선해야 한다. 산삼의 씨는 인삼 씨의 3분의 2정도이다.

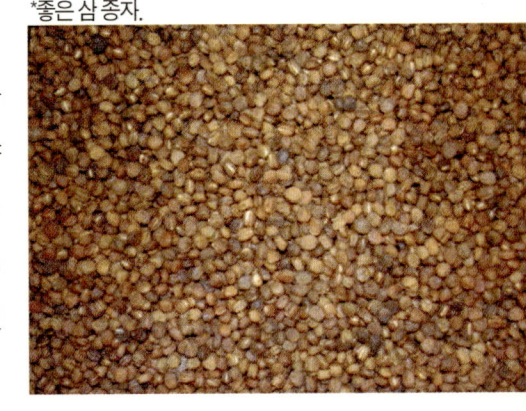

*좋은 삼 종자.

묘근은 뿌리가 달래 모양(달래삼이라고 함)으로 둥글고 잔뿌리가 많고 길어야 하며, 뇌두는 길고 가늘어야 한다. 뇌두가 인삼과 같이 생긴 것은 장뇌삼으로서의 가치가 떨어진다.

뿌리에 상처가 있거나 잔뿌리가 떨어진 것은 좋지 않

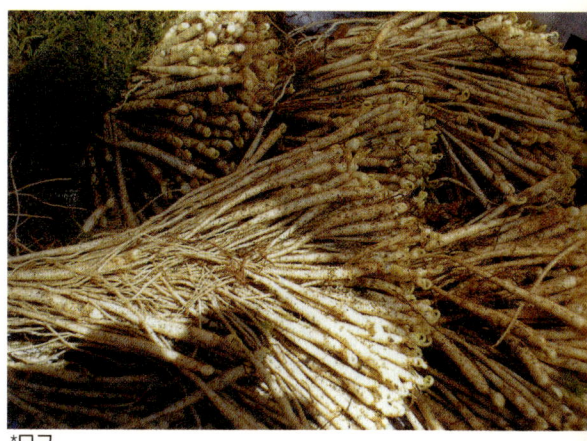
*묘근.

다. 뿌리의 표피는 황금색이거나 회백색으로 말끔해야 하고 적갈색 피가 붙은 것은 이식 후 썩거나 생장에 지장이 있다. 더덕이나 도라지 뿌리 모양으로 생긴 것을 채삼이라고 하며 하품이다.

③ 종자(묘근)구입 시 주의점

종자는 믿을 수 있는 곳에서 서면으로 품질보증을 받아 구입하는 것이 좋다.

(2) 산지 정리 작업

① 상층 입목의 간벌

상층입목은 산삼을 심기 전년에 가을이나 당년 봄에 실시하며 햇빛이 20% 정도 들 수 있도록 불량목, 참나무류, 관목류 등을 제거하나 또 둥글게 벌함으로 정리하여 성사시에 다니기 쉽게 만들고, 이후 시

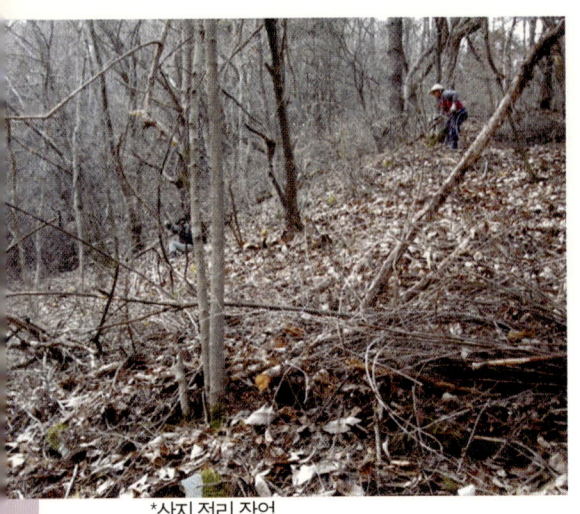
*산지 정리 작업.

후 관리할 때 작업로로 활용한다.

햇빛이 20% 정도 들게 솎아 베고, 3년쯤 지나면 나뭇가지가 계속 우거지므로 수시로 관찰하여 햇빛을 15% 정도로 조절해야 한다.

② 하층 잡초 및 맹아 고살

상층 입목을 제거한 후 6월 초순경에 맹아가 발생하며, 이때 제초제를 살포하며 맹아목과 잡관목류를 고살시킨다(친환경 제초제 사용).

그 이후 8월 초순경에 제초제를 2차 살포하여 완전 고살시키며, 늦어지면 고사되지 않는다. 파종 대상지는 완전 고살시키고 이식대상지는 맹아목, 잡관목, 장뇌삼보다 큰 키의 잡초만 제거하고 장뇌삼보다 적은 키의(50cm 이하) 초류 등을 그대로 존치시켜 바람에 넘어지거나 폭우에 흙이 튐과 유실되는 것을 방지한다.

(3) 채종포 만들기

① 채종포가 필요한 이유

전업이나, 퇴직 후의 소일거리로 산삼을 재배하려면 매년 많은 종자

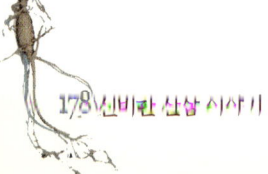

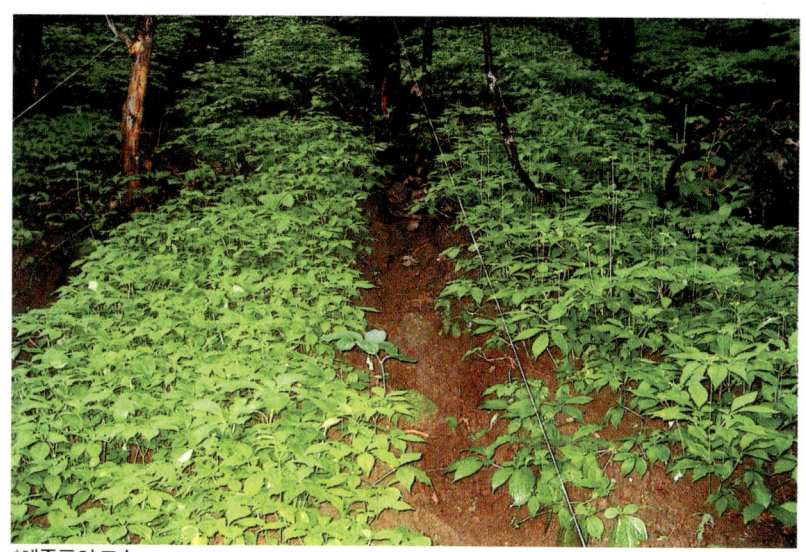

*채종포의 모습.

가 필요하며 또한 비싸기 때문에 매번 구입해서 재배하기에는 많은 자금이 필요하고, 좋은 종자를 구입하기도 마땅치 않다. 그리므로 채종포를 만들어서 자급자족하는 방안을 강구해야 하며, 그래서 채종포를 만드는 것이다.

② 채종포 만들기

채종포는 산지재배를 시작하기 몇 년 전부터 준비해야 하며, 좋은 종자나 묘근으로 500본만 키워도 1년에 1만립 정도의 씨앗을 채취할 수 있다.

채종포는 산지가 아니더라도 되며, 관리하기 쉬운 집 부근 밭이나 나무 밑에 인삼 재배하듯이 시설을 하고 재배하면 된다.

흙은 살부운 유기질비료, 숯, 황토, 모래 등을 적당히 섞어 만들고

특별 부록_장뇌삼의 재배방법 | 179

쥐 피해나 도채를 방지하기 위하여 코팅철망이나 그물을 씌어 관리한다.

③ 채종 시기 및 방법

장뇌삼은 해동과 동시(4월 초순경)에 새순이 고사리 모양으로 올라오고, 5월경에 흰 꽃이 피며, 일가화로 수정이 잘된다. 꽃과 잎은 이미 지난해 9월 말경에 생성되어 월동한다.

열매(딸)는 7월 하순경부터 붉게 익으며, 5년생부터 10개 내외의 열매가 달리고, 10년생 이상은 20개~50개 정도 달리며, 1개의 열매에 2개의 씨앗이 들어있다.

열매가 익기 시작하면 쥐, 다람쥐, 청설모, 새 등이 따간다. 특히 다람쥐는 꼬투리 째 잘라서 가져가며, 어떤 때는 익기 전에 따가기 때문에 한 톨의 씨앗도 채취하지 못하는 경우도 있다. 다람쥐 등의 피해를 방지 하려면 채종포에는 그물을 씌우고, 산지의 경우에는 그물을 씌우기 곤란하므로 철심으로 지주대를 세우고 모기장 등으로 그물봉지를 만들어 씌워 피해를 방지한다.

(4) 싹 틔우기

장뇌삼의 씨앗은 그대로 파종하면 당년에는 발아가 잘되지 않고, 2년 후에 싹이 틔므로 싹 틔우기(개갑)하여 파종하여야 한다.

잘 익은 종자를 채취 즉시 과육을 제거하고, 깨끗한 물에 잘 씻어 말리지 말고 발아촉진처리를 한 다음 모래와 섞어(종자 1 : 모래 2) 그물망

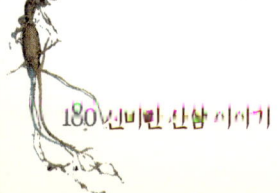

에 넣고 그늘지고 물 빠짐이 잘 되는 곳에 땅을 파서 30cm 깊이로 묻어 두면 10월 하순경에 싹이 튼다.

발아촉진 방법은 시원한 물로 지베렐린 1,000배액

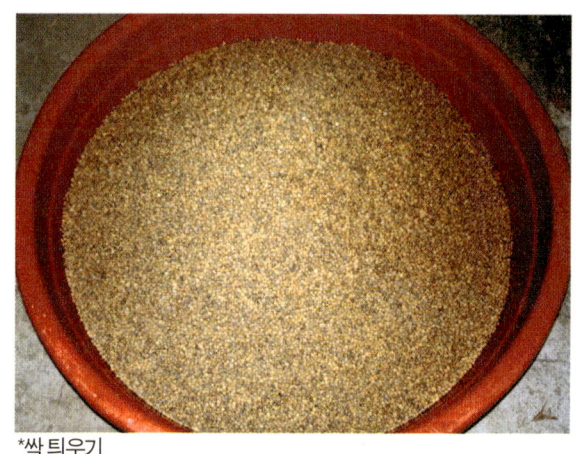
*싹 틔우기.

을 만들어 10시간 침적시킨다. 발아 최적온도는 13~18℃이고, 습도는 60~70% 정도이다.

마른 종자를 구입 시는 그물망에 넣어 흐르는 개울물에 3일간 침적시킨 다음 위와 같이 처리한다.

가을에 말린 종자를 구입 시는 상기와 같이 처리한 다음 모래와 섞어 겨울동안 온도 15℃ 내외, 습도 60~70%를 유지시키면 봄에 싹이 튼다. 처음 시작 할 때는 가능한 싹을 틔운 종자를 구입해서 파종하는 것이 좋다.

(5) 파종 이식

① 산지에 직파

산지에 직파하는 경우에는 점 파종 또는 줄 파종하며, 파종 시기는

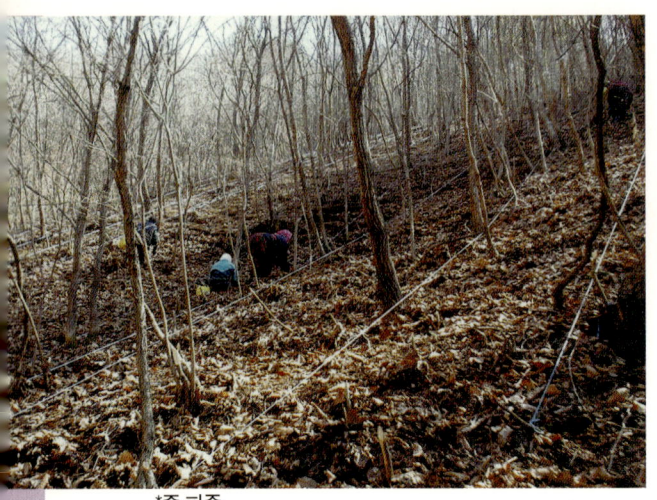
*줄 파종.

싹틔우기를 한 종자가 10월 하순경에 개갑 되며 이때에 파종하고, 파종할 EO에 햇빛이나 바람에 건조시키지 말아야 한다.

점 파종은 종자 량이 적고 고르게 파종 하고자 할 때와 이식하지 않고 그대로 키울 경우 실행하며, 방법은 20~30cm 간격으로 호미와 꼬챙이를 사용하여 1cm 깊이로 파종한 후 손으로 잘 누른 다음 부식된 낙엽으로 덮어준다.

줄 파종은 묘근생산과 산지 직파를 병행 할 때에 실행하며, 등고선 방향으로 40~50cm 간격으로 골을 파고 5~10cm 간격으로 파종하며, 관리하기 쉽도록 3골을 만들고 90cm 정도 띄어 작업로를 만든다. 줄 파종을 할 경우 점 파종보다 발아율이 높고 3년까지의 생장이 빠르다.

임지가 건조할 경우 개갑 된 종자 일지라도 다시 입을 다물고 싹이 트지 않으며, 수분조건이 맞으면 3~4년까지 싹이 튼다.

② 산지 이식

이식 할 묘근은 3년생이 적당하며 구입했거나 줄 파종으로 생산된 묘근은 9월 말 경부터 단풍이 들기 시작하면 바로 이식한다.

산지 줄 파종 한곳에서 밀생된 것을 굴취해서 이식하고 나머지는 적

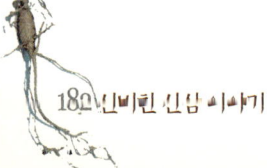

당한 간격(30cm)으로 유지시켜 수확 할 때 까지 그대로 키운다.

이식 방법은 10cm 깊이를 파고 등고선 방향으로 45° 누인 다음 뿌리를 고르게 펴고 뇌두 끝이 2cm 정도 묻히게 흙으로 잘 덮고 손으로 누른 다음 낙엽으로 덮어준다. 삼은 뿌리가 깊게 뻗지 않으므로 가능한 얕게 심어야 뿌리가 썩지 않고 잘 자란다.

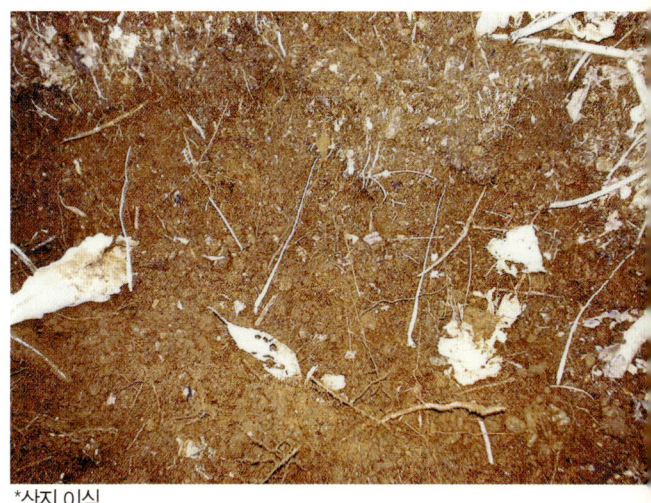
*산지 이식.

이식삼과 파종삼의 생육 상태를 관찰해 보면 5년이 지나면 파종삼의 생육이 더 좋다. 그러므로 파종하여 싹이 트기 어려운 자갈밭이나 돌 사이, 낙엽이 많이 쌓인 곳에 이식하는 것이 좋다.

(6) 산지 재배관리

① 군상 재배관리

산지 전 지역에 빠짐없이 재배하면 다닐 때 훼손되고 관리가 불편하

수구 만들기 등 관리가 쉽고 병충해 등을 방지하는 효과가 있다.

1개소(1군상)에 100~300본 정도 심어 관리한다.

② 잡초제거

어릴 때(1~3년간)는 잡초에 피압되지 않도록 수시로 풀을 뽑아 주어야 하고, 5년 정도 지나면 산삼보다 작거나 같은 키의 초본류는 적절히 존치시켜 서로 기대며 자랄 수 있도록 하여야 한다. 그러나 풀이 너무 무성한 곳은 수시로 적당히 제거하여 준다.

③ 배수 작업

비가 온 후 물이 금방 빠지지 않거나 윗물이 계속해서 흘러내리는 곳은 산이 훼손되지 않을 정도로(20cm 깊이)로 배수구를 만들어서 비온 후에 물이 금방 빠지게 하여야 한다.

장뇌삼은 10월 초순경에 단풍이 물드는데, 그 이전에 잎이 지거나 잎과 줄기가 검게 고사하는 것은 산성비나 가을비가 오랜 기간 오는 경우와 수분이 많아 썩는 경우이다.

뿌리가 썩은 경우, 표피가 산화철과 같이 적갈색으로 변하고 잔뿌리가 없다. 이런 곳은 빠른 시간 내에 배수구를 만들어야 하고, 심지 말아야하나 이미 심은 곳이라면 조기 발견하고 옮기던지 확실히 물 빠짐이 좋게 하여야 한다.

(7) 쥐 피해 방지

사람이 몰래 도난하여 가는 것을 방비하는 것이 제일 중요하지만 그

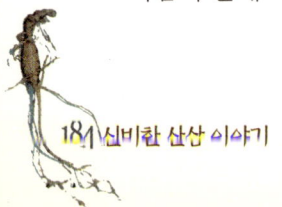

다음이 쥐 피해를 방지하는 것이다. 쥐가 왜 산삼 밭에 굴을 파고 사는 것일까 하고 관찰해보니 산삼을 파먹기 위해 굴을 파는 것이 아니라 산 지렁이를 잡아먹기 위해서 굴을 파다가 산삼이 걸리면 잘라먹는데 맛이 들리면 계속 파먹는다. 지렁이가 많이 서식하는 곳은 습하지도 않고, 보습도 잘되고, 유기질이 많은 낙엽이 많이 쌓인 곳으로 산삼이 생육하기에 가장 좋은 곳이다.

쥐 피해를 방지하려면 지렁이가 서식 못하게 하여야하는데 그러려면 낙엽층을 다 긁어내고 땅을 건조시키면 지렁이는 없어지고, 쥐 또한 옮겨가는데 건조해서 삼이 잘 자라지 않는다. 쥐약을 계속 놓아야 하고 뱀이나, 족제비 등 쥐의 천적을 보호하는 방법도 있으며, 제대로 하려고 하면 코팅절망을 씌워 재배하여야 한다. 그렇지민 자본과 노력이 많이 들고 산지에서 어려운 실정이므로 자갈 밭 등 쥐가 굴을 파지 못하는 곳에 재배하는 방법도 있다.

(8) 수확

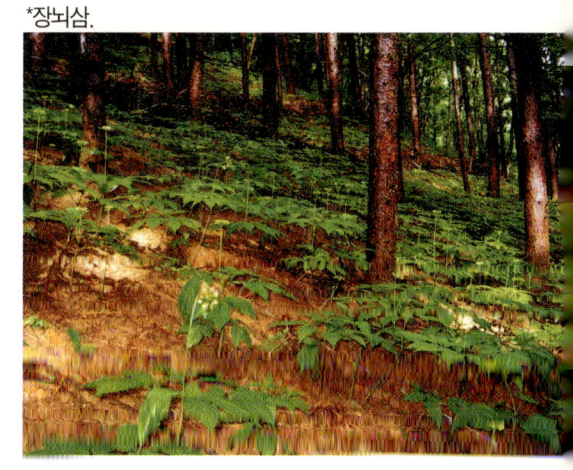

*장뇌삼.

장뇌삼은 10년 이상이면 수확 판매가 가능하나 재배하는 분들의 말에 의하면 13년 이상이어야 약효가 많아진다고 한다. 적어도 13~15년생 이상 키워 고품질을 유지해야하고, 산이에서 산삼과 같이 키워야 고가로 판매 할 수 있다.
　앞으로 장뇌삼의 품질 인증 제도와 브랜드화가 필요할 것으로 판단된다.

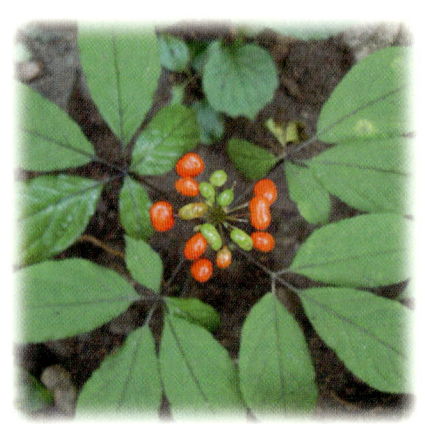

3. 결론

산림은 국토의 64%를 차지하며 임산물의 생산액이 전체 생산량의 약 0.5% 정도 수준이다. 종래의 장기간 목재생산을 위해 투자비는 회임기간이 길고 공익성이 강한 환경자원인 관계로 산주의 소득이 불투명하며 경제성이 별로 없었다. 따라서 장뇌삼의 육성은 중·장기 산림소득산업으로 가장 적합하고 유망한 산업으로 앞으로 각광받을 수 있는 산업이다. 즉 '지속가능한 산림경영(SFM : Sustainable Forest Management)'으로 육성될 맞춤형 산업으로 발전할 수 있다.

장뇌삼은 Wellbeing시대에 국민보건 및 건강에 따른 생명물질산업으로 각광받을 수 있다. 이미 고려인삼의 약효의 우수성은 입증된 바 있지만 주요성분을 비교해 보면, 고려인삼에는 사포닌이 모두 30여종에 달해 미국삼의 14종, 중국삼의 15종에 비해 훨씬 많은 것으로 증명되있다. 그 외 성분으로 항암작용에 기여하는 폴리아세틸렌(polyacetylene)화합물이나 노화억제에 관련된 폴리페놀(polyphenol)화합물 등이 외국의 인삼보다 월등히 함량이 높은 것으로 나타나고 있다.

그러나 중국에서는 '한국삼은 사람의 체온(열)을 올린다.' 는 편협 적이고 의도된 학술적인 연구를 바탕으로 우리의 삼이 폄하 당하고 있는 상황에서 과연 삼의 옛 위상을 되찾기 위한 방법이 무엇인지 생각하지 않을 수 없다. 삼의 신비함만을 강조하여 그것이 먹혀 들어가는 시대는 지났다. 보다 과학적이고 합리적인 연구에 의해 신비한 효과가 증명되어야 한다. 최근 국내외 많은 학자들에 의해 장뇌삼과 인삼의 효능에 대한 놀랄만한 연구 결과가 나오고 있지만 지속적인 연구 개발에 투자하여 신비스러운 물질이 하나씩 베일을 벗겨서 우수성과 경쟁력을 갖추어 도약하는 계리計理를 마련해야 한다.

장뇌삼의 육성은 산림을 파괴하지 않고, 보전하면서 농가의 높은 소득을 보장하는 산림 보전형 재배방식이라 할 수 있다. 장뇌삼 재배에 따른 투입과 산출의 정확한 자료가 없지만 달관적인 조사에 의하면 최소한 연수에 따른 가격으로 확산하면 장뇌삼 만큼 부가가치가 높은 작물은 없다. 농가단위에서 지속적이고 안정적인 소득 확보를 위해 그리고 산림 내 유휴자원의 효율적 이용을 위해 산림 내에서 장뇌삼과 함께 중·단기 소득품목인 더덕이나 도라지 등을 혼용하여 재배하면 종 다양성 측면에서 바람직하다.

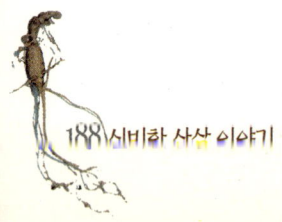

【참고문헌】

- 과학백과사전종합출판사, 東醫學事典, 까치.
- 김창식, 『나도 山蔘을 캘 수 있다』, 서신.
- 김홍대, 『한국의 山蔘』, 김영사.
- 동아일보 연재특집, 「심마니를 찾아서」, 1979 / 10.
- 『본초강목』, 과학출판사, 2000.
- 송기엽 · 윤주복 『야생화 쉽게찾기』, 진선.
- 『신농본초경』, 하북과학기술출판사, 2000.
- 『신농본초경소』, 중국중의학출판사, 2000.
- 이영노, 『원색 한국식물도감』, 교학사.
- 이창복, 『대한 식물도감』, 향문사.
- 인삼문헌정보, 전매청 중앙전매기술연구소, 1971.
- 『중약대사전』, 향문사.
- 한국인삼사 편찬위원회, 『한국인삼사』(상), 한국인삼경작조합연합회.
- 한국인삼사 편찬위원회, 『한국인삼사』(하), 한국인삼경작조합연합회.
- www.san-nan.com

태고적부터
유구한 역사를 가진 산삼 山蔘!

　영초靈草나 영약靈藥으로서 조상들로부터 물려받은 산삼이 10여 년 전만 하여도 채취한 심마니는 판로가 없어서 애를 태웠습니다.

　산삼의 판로의 개척과 양성화를 위하여 산삼에 관련된 단체가 만들어 지기 시작 하였고, 유통경로가 바로 잡히기 시작 하였습니다.

　하지만 수입 산삼이 국내산으로 둔갑되어 판매되고, 수 년 된 인삼을 산에 심어 놓고 장뇌삼으로 판매가 되는 행태가 이루어지고 있습니다.

　이러한 현실에서 산삼을 채취한 심마니는 점점 설 자리를 잃어가고 있으며, 자연 상태에서 채취한 산삼이 제 값을 받을 수 없는 실정에 이르렀습니다.

때문에 순수한 심마니의 권익을 보호하고 장뇌산삼(산양산삼)의 활성화를 위하여 3천여 명의 심마니와 장뇌산삼을 재배하는 농민이 합심하여 정직하고 진실 되게 산삼 및 장뇌산삼의 활성화를 위하여 협의회를 발족하게 되었습니다.

산삼의 외형적 차이_A point difference

산삼의 향기는 독특하여 매우 진하면서도 연하여 어찌 보면 단맛이 도는 듯하면서도 쓴맛이 돌며, 은단과도 비슷한 오묘한 향을 지니고 있다.

산삼의 감정에 있어 그 진부眞否를 단번에 알아낼 수 있는 방법 중의 하나가 바로 바늘 끝만큼이라도 산삼의 뿌리를 직접 씹어보아 그 맛으로 판단하는 것인데, 그 맛의 여부가 바로 향기에 달려있다.

구 분	산삼	야생삼·장뇌삼
뇌두	·가늘고 짧다.	·뇌두가 길며 잘 발달되어 있다.
몸통	·가늘고 길다. ·몸체에 가락지(횡취)가 있고, 이것이 많을수록 오래된 것이다. ·표피가 얇고 황금색을 띤다.	·몸통이 크며 색이 엷다. ·가락지가 적다.
미(세근)	·단단하며 인장강도가 높다. ·달고 쓰며 향기롭다. ·옥주玉珠가 달려있다.	·인장강도가 약하다. ·희고 잔뿌리가 많다. ·쓰고 달지만 산삼 향기와는 많이 차이가 있다.
잎·줄기	·삼대의 키가 작다. ·잎은 엷은 녹색을 띠며 두께가 얇다.	·삼대의 키가 비교적 크다. ·잎이 두껍고 진한 녹색을 띤다.

국내삼과 외국삼의 진부 眞否

산삼감정의 목적은 품종, 나이, 채취지역, 무게 등을 통하여 약효를 가늠하고, 최종적으로는 가격을 나타낼 수 있어야 한다. 하지만 아쉽게도 정확한 감정은 인간으로서는 할 수가 없다. 다만 산삼에 대한 경험이 많은 심마니들이 산삼을 놓고 토론을 하여 근사치에 가려고 하는 것이다.

최근에는 과학적인 방법인 유전자 검사가 시도 되고 있기는 하나 이 또한 유전자의 형태이지 성분적인 면은 쉽지가 않다. 이유는 전국에서 채취되는 산삼의 전부를 성준 검사를 하여야 하는데, 아직은 표본이라도 정확한 수치가 나와 있지 않기 때문이다. 물론 앞으로 해결해야 할 과제이며, 가격 또한 세상의 흐름에 맞추어 간다고 볼 수 있다.

20여 년 전만 하여도 심마니는 산삼 한 뿌리를 팔아서 수십 마지기의 땅을 살수 있었지만 요즈음은 힘든 실정이다.

국내삼의 특징	외국삼의 특징	이식삼의 특징
뇌두가 가늘고 짧다.	몸통 및 세근이 잘 발달되어 있다.	몸통이 굵다.
몸체는 붓끝모양을 닮았고, 미의 성장이 자연스럽다.	가락지가 많고 깊으며, 흙이 낀 것이 많다.	뿌리의 진행 방향이 바뀐삼.
미가 단단하며, 인장강도가 높다.	뇌두와 턱수가 유난히 발달되어 있다.	잘린부분에 잔 뿌리가 많이 나온삼.
표피가 얇고 황금색을 띤다.	표피가 두껍고 검은색이 돈다.	몸통과 세근의 색깔이 다른삼.
달고, 쓰고, 향기롭다.	향이 약하고, 단맛이 적다.	
삼령이 높은 삼일수록 옥주가 많이 달려있다.		

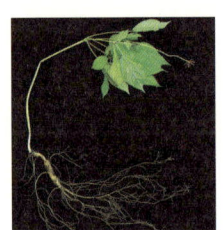
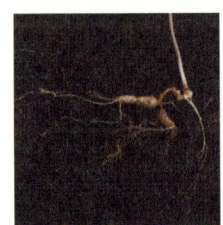
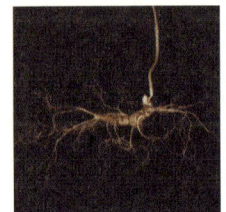

산삼의 구입 시 주의할 점

1. 국내산인지 아닌지 정확한 구별

현재 유통되고 있는 삼 중에는 저질의 외국삼이 국내산삼이나 장뇌삼으로 뒤바뀌어 유통되는 경우가 많다.

2. 적당한 가격여부

자연산삼이라도 질이 천차만별이며, 그에 따른 합리적인 가격이 책정되어야 하고, 소비자도 세심한 주의가 필요하다.

3. 감정여부

최소 5명 이상이 감정을 하여 주관적인 판단을 배세하고 정확한 감정원칙에 따라 김징이 이루이져야 한다(감정평가서 발급).

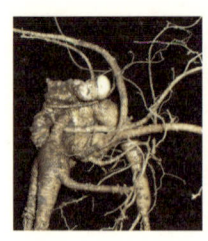 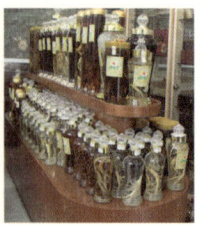

4. 삼령의 추정

삼령을 추정하는데 있어서 과장되는 경우가 많으므로 신뢰할 수 있는 곳의 감정이 필요하다.

5. 기타

* 근류 박테리아를 옥주玉珠라고 이야기한다.
* 봉황삼, 봉삼, 밤삼, 여인삼, 동자삼, 조복삼, 항아리삼 등 모양을 가지고 좋은 삼인 것처럼 현혹시킨다.
* 심마니가 쓰는 전문용어를 남발하여 구매자로 하여금 신뢰성을 유도한다.
* 병든 삼(붉은빛이 나는 삼)을 약삼으로 현혹 한다.
* 적당량을 권하지 않고, 1뿌리로 효과가 있다고 한다.

초보 심마니를 위한
신비한 산삼이야기

지은이 _ 이명식
감수자 _ 김형국

펴낸곳 _ 백양출판사
등록번호 _ 제306-2015-000001호(1979.02.01)
주소 _ 서울시 금천구 시흥대로104다길 2(독산동)
전화 _ (02)866-9410
팩스 _ (02)855-9411
이메일 _ sanchung54@naver.com

제1판 제1쇄 인쇄 _ 2015년 5월 26일
제1판 제1쇄 발행 _ 2015년 5월 30일

COPYRIGHT ⓒ 2015 by sanchung
All rights reserved including the rights of
reproduction in whole or in part in any form.
Printed in KOREA.

ISBN 978 89 7400 100 5 03480

*판권 본사 소유.
책값은 뒷표지에 있습니다.

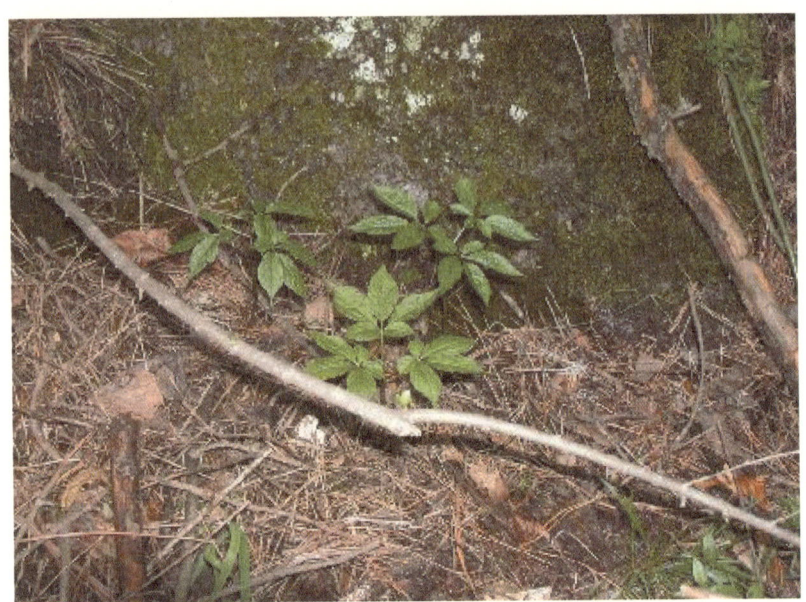

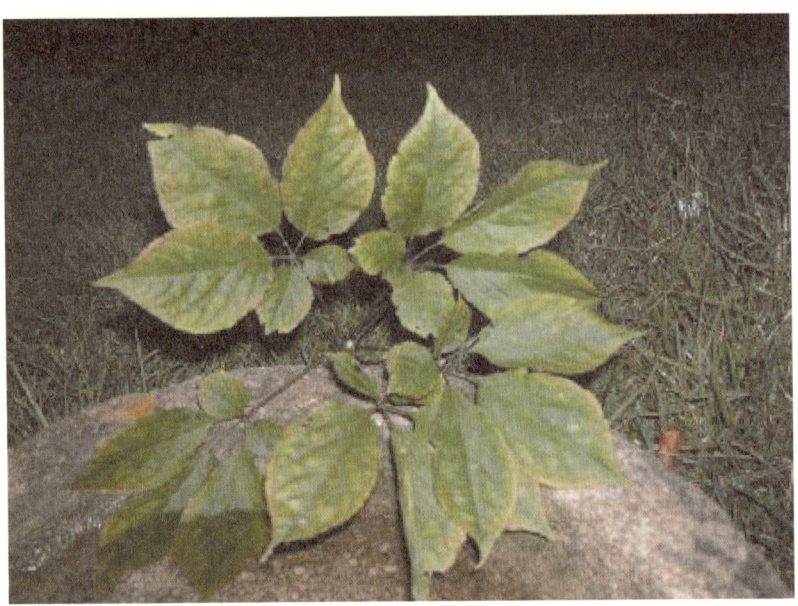

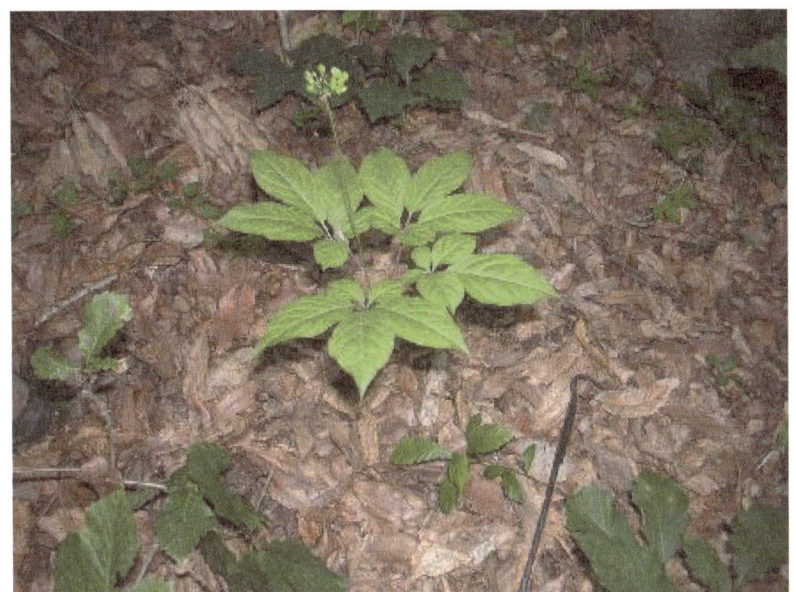

*4구 산삼.

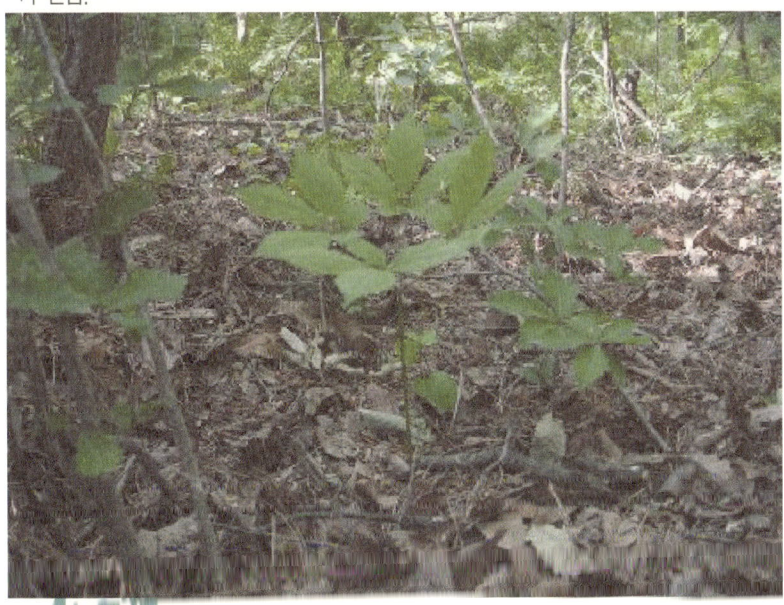

*산삼과 난.

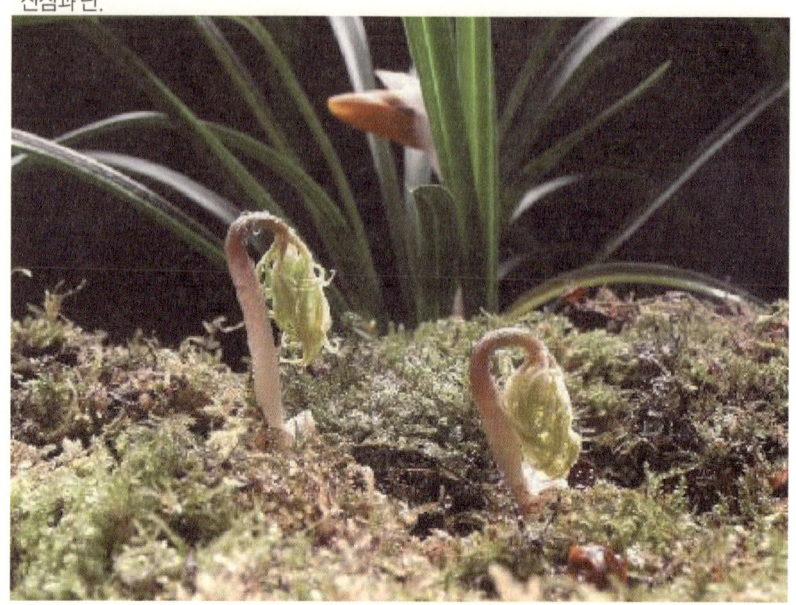

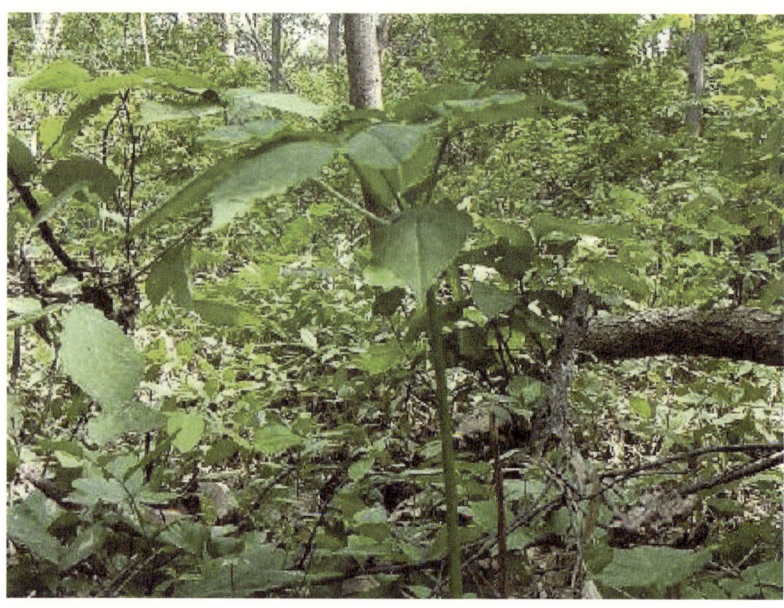